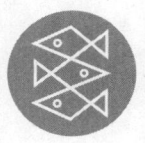

Die Diagnose Schizophrenie ist ein harter Schlag. Nicht nur für die unmittelbar Betroffenen, sondern auch für ihre Angehörigen. Janine Berg-Peers Leben als »Angehörige« begann vor 16 Jahren. Die Autorin beschreibt, wie schwer es ist, mitzuerleben, wenn die eigene Tochter von einer solchen Diagnose plötzlich aus der Bahn geworfen wird, aber auch, wie belastend und zerstörerisch das Zusammenleben mit einem psychisch kranken Menschen sein kann. Trotzdem gibt es immer wieder auch Lichtblicke und schöne Momente. Janine Berg-Peer möchte Vorurteile über psychische Krankheit abbauen helfen und für mehr Verständnis und Unterstützung für Betroffene und deren Angehörige werben.

Janine Berg-Peer, geb. 1944, engagiert sich aktiv im Verband der Angehörigen psychisch Kranker e.V., ist Mitglied von Bipolaris – Manie und Depression e.V. und deutsche Repräsentantin beim europäischen Dachverband der Familien mit psychisch kranken Angehörigen, EUFAMI. Sie hält Vorträge, moderiert Workshops zum Thema und berät Angehörige direkt.

Weitere Informationen, auch zur E-Book-Ausgabe, finden Sie bei www.fischerverlage.de

Janine Berg-Peer

Schizophrenie ist scheiße, Mama!

Vom Leben mit meiner psychisch erkrankten Tochter

FISCHER Taschenbuch

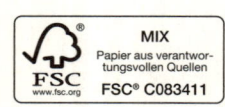

3. Auflage: November 2013

Originalausgabe
Erschienen bei FISCHER Taschenbuch
Frankfurt am Main, Juli 2013

© S. Fischer Verlag GmbH, Frankfurt am Main 2013
Satz: Pinkuin Satz und Datentechnik, Berlin
Druck und Bindung: CPI books GmbH, Leck
Printed in Germany
ISBN 978-3-596-18914-4

Inhalt

1996 | Ein Anruf, der alles verändert

»Sie müssen Ihre Tochter sofort abholen«, sagt der verärgerte Direktor des Internats in England, in dem Lena seit einem Jahr lebt. »Ihre Tochter hat Drogen genommen, sie benimmt sich unmöglich und hört nicht auf die Lehrer. Und sie raucht, obwohl das streng verboten ist. Sie ist hier untragbar.« Man habe sie am Morgen ins Krankenhaus gebracht, um einen Drogentest machen zu lassen. Nun sei sie unter der Aufsicht einer Krankenschwester in der Krankenstation. Keinen Tag länger könne sie im Internat bleiben. Das sei den anderen Kindern nicht zuzumuten.

Ich bin fassungslos. Besorgt um Lena, aber auch wütend. Was hat sie bloß angestellt? Ich hatte doch gerade den Eindruck, dass es ihr im Internat bessergeht, dass ihr die klaren Strukturen dort guttun. Und ich hatte geglaubt, Lena an einen sicheren Ort gebracht zu haben, an dem sie von ihren kiffenden und Alkohol trinkenden Freunden getrennt ist. Ihre Versetzung war gefährdet, und der Wechsel aufs Internat sollte das Sitzenbleiben verhindern. Außerdem hätte Lena mit einem englischen Schulabschluss bessere Chancen für Studium und Beruf, dachte ich.

Lena war nur unter Tränen nach England gegangen. Anfangs hasste sie das Internat. Sie hatte Probleme mit den anderen Mädchen, sie räumte im gemeinsamen Zimmer nicht auf und wusch ihre Sachen nicht oft genug. Um sie zu trösten, besuchte ich sie, und gemeinsam verbrachten wir schöne Ferien im Süden Englands. Bei unseren letzten Telefonaten klang Lena zufrieden und vergnügt. Sie erzählte, dass sie die beste Schwimmerin sei, dass ihr das Hockeyspielen keinen Spaß mache, aber dass sie in Englisch und Französisch gute Noten habe. Sie habe nun Freundinnen aus Hongkong, und außerdem gebe es einen Jungen, der Marc heiße und schon 19 Jahre alt sei.

Als ich meine Tochter nach England ins Internat schickte, habe ich nicht nur an sie gedacht, sondern auch an mich. Ich wollte ihr eine gute Schulbildung ermöglichen, aber ich wollte auch endlich Ruhe haben vor den pubertätsbedingten Schwierigkeiten, die uns im Jahr davor in Atem gehalten hatten. Wir stritten uns oft, ich war mit meiner neuen Selbständigkeit beschäftigt, und Lenas Schulleistungen litten darunter.

Nach der Trennung von Lenas Vater lebte ich allein mit ihr, ich musste und wollte arbeiten und Geld verdienen. 1995 hatte ich mich als Beraterin selbständig gemacht. Es war aufregend, ein eigenes kleines Büro zu mieten und zum ersten Mal ein eigenes Schild an der Tür anzubringen. Schon vier Monate später bekam ich einen großen Auftrag, der über mehrere Jahre gehen sollte und mich zwang, mehr Mitarbeiter einzustellen. Sechs Monate danach bezog ich ein großes Loft als Büro in Berlin-Mitte. Jetzt arbeite ich begeistert bis zu 16 Stunden am Tag, bin oft vollkommen erschöpft und der glücklichste Mensch auf der Welt. Zum 1. Oktober 1996 habe ich eine herrliche Dachgeschosswohnung mit Terrasse und Blick über Berlin gemietet. Auch Lena soll dort ein schönes Zimmer bekommen. Ich freue mich auf den Umzug.

Der Anruf aus England bringt alle Planungen durcheinander. Lena muss sofort aus dem Internat abgeholt werden, aber wie soll ich das organisieren? Ich habe ein volles Programm und muss am nächsten Tag wegen eines Seminars nach Hamburg fahren. Ich habe Angst um Lena, bin aber auch wütend auf sie. Was ist bloß passiert? Ich rufe im Internat an, und nach langem Hin und Her werde ich zur Krankenstation durchgestellt. Lena freut sich, meine Stimme zu hören. »Bitte hol mich ab, Mama. Hier ist es schrecklich.« Ihre Stimme klingt normal. »Die anderen auf der Krankenstation schreien mich die ganze Zeit an und sind scheußlich zu mir. Sie lachen über mich. Auch die Krankenschwester brüllt mich an und gibt mir nichts zu trinken. Ich habe Durst.« Ich versichere ihr, dass ich sie abholen werde. »Bitte nicht böse sein, Mama, dass ich dir jetzt wieder Sorgen mache.« Sie weint. Wir reden noch eine Weile, und ich verspreche, sie wieder anzurufen und zu sagen, wann ich komme. Dann lege ich auf.

Ich weiß nicht, was ich tun soll. Ich habe Angst um Lena, aber auch Angst um meinen Auftrag und die gerade erst eingestellten Mitarbeiter. Ein Fehler – und sofort stehen größere und bekanntere Beratungsfirmen als meine dem Auftraggeber zur Verfügung. Die Konkurrenz ist mörderisch. Ich kann nicht einmal daran denken, den Auftrag abzusagen. Ohne ihn kann ich weder das Loft noch die neue Dachgeschosswohnung bezahlen. Aber ich *muss* Lena abholen. Langsam beginne ich zu ahnen, dass mein gerade begonnenes glückliches Leben ein Ende hat.

Die Begrüßung im Internat durch den Direktor ist

frostig, Lenas Koffer stehen schon gepackt in der Eingangshalle. Sie wirkt müde, freut sich aber, mich zu sehen, und folgt mir wie in Trance zum Flughafen. Auch ich funktioniere seit dem Anruf wie mechanisch. Zu Hause in Berlin versuche ich erst einmal, sie zu beruhigen. Ich mache ihr etwas zu essen, lasse ihr ein Bad einlaufen und beobachte sie heimlich. Ist etwas an ihr merkwürdig? Ich habe keine Erfahrung mit den Auswirkungen von Drogen. Wieder erzählt sie von der schlechten Behandlung in der Krankenstation, den unfreundlichen Mädchen. Mir fällt auf, dass sie etwas albern vor sich hin kichert. Ich versuche, sie auf andere Gedanken zu bringen, aber sie erzählt dieselbe Geschichte immer wieder. Ich tröste sie, bin aber gleichzeitig wütend auf das Internat. Selbst wenn sie Drogen genommen hätte, wäre das doch kein Grund, eine Schülerin so zu behandeln. Nimmt Lena wirklich Drogen? Wie kann ich das herausfinden? Kann ich sie allein lassen?

Ich frage mich, wie es nun weitergehen soll. Für Lena muss ich in Berlin eine neue Schule finden. Im Büro muss ich mich um meine Klienten kümmern und eine Präsentation vor einem wichtigen Gremium vorbereiten. Für die nächste Woche ist der Umzug geplant, und die alte Wohnung muss renoviert werden. Wo soll Lena in dieser Zeit bleiben? Ich wage nicht, sie allein zu lassen. Eine Freundin weigert sich, Lena für ein paar Tage aufzunehmen, sie hat Angst. Lena muss also mit zu mir ins Büro. Meine Mitarbeiterinnen beschäftigen sich freundlich mit ihr und geben ihr kleine Aufgaben. Ein Kollege übernimmt selbständig die Organisation des Umzugs und der Renovierung. Ich versuche, den Seminarbetrieb aufrechtzuerhalten und mich abends um Lena zu kümmern. Ihr Verhalten schwankt zwischen infantilem

Lachen und schlechter Laune, wenn ich ihr nicht sofort jeden Wunsch erfülle. Vor Anspannung schlafe ich schlecht, arbeite mehr denn je und habe ständig Angst, dass irgendetwas nicht klappt.

Keine Drogen

Wieder ein Anruf aus England: Der Test ist negativ, Lena hatte also doch keine Drogen genommen. Merkwürdigerweise bin ich nicht erleichtert, sondern noch beunruhigter als nach dem ersten Anruf. Wenn Drogen nicht die Ursache für Lenas seltsames Verhalten sind, was ist dann mit meiner Tochter los? Ich frage den Direktor, warum sie Lena überhaupt verdächtigt hatten, Drogen genommen zu haben, und er berichtet, dass man Lena abends rauchend am Seeufer im Park gefunden habe. Da Rauchen verboten ist, wurde sie von der Lehrerin streng ermahnt, worauf sie merkwürdig reagierte. Sie blieb einfach ruhig sitzen und rauchte weiter, lächelte vor sich hin und wollte nicht zurück in den Schlafsaal. Deshalb wurde Lena zum Drogentest ins Krankenhaus in die nächstgelegene Stadt gebracht und anschließend in die Krankenstation des Internats, um sie von den anderen Kindern zu isolieren. Warum sie auf der Krankenstation von den anderen Schülerinnen und der Schwester so unfreundlich behandelt worden sei, frage ich. Der Direktor ist erstaunt. Lena sei allein in der Krankenstation gewesen, nur die Krankenschwester habe sich freundlich um sie gekümmert. Aber Lena hat doch erzählt …? Warum berichtet sie glaubhaft von Schülerinnen, die sie auslachen, obwohl sie doch alleine dort war? Weshalb behauptet sie, dass die Krankenschwester sie anschreit und ihr nichts zu trinken gibt? Ich habe keinen Grund, an den Aussagen des Direktors zu zweifeln, der jetzt auch besorgt ist und fragt, ob ich nicht doch mit Lena zum Arzt gehen wolle. Ich bin verwirrt und beunruhigt, begreife aber, dass ich dringend etwas unternehmen muss. Ein Arzt muss herausfinden, was mit ihr los ist.

Als Lena und ich bei einer Psychiaterin kurzfristig einen Termin bekommen, ist Letzterer sofort alles klar. Lenas Zustand sei auf ihren früheren Haschischkonsum zurückzuführen, sagt sie nur. Sie ermahnt Lena, auf keinen Fall mehr Drogen zu nehmen. Lena verspricht alles. Ich bin immer noch ahnungslos, welcher Zustand gemeint sein könnte. Weitere Hinweise oder Ratschläge bekommen wir nicht.

Ein neuer Schock: Eine Mitarbeiterin bittet mich in einem vertraulichen Gespräch darum, Lena doch nicht immer so anzuschreien. Das würde meine Tochter sehr belasten. Ich bin fassungslos. Ich soll Lena anschreien? Jeden Abend versuche ich, sie mit Freundlichkeit und warmem Tee zu beruhigen, ihre Lieblingsgerichte zu kochen und sie aufzuheitern. Ich merke ja auch, dass sie extrem nervös ist. Weshalb erzählt sie solche Sachen? Meine Mitarbeiterin guckt mich skeptisch an, und ich spüre, dass sie mir nicht wirklich glaubt.

Wieder scheucht mich ein Anruf auf. »Mami, irgendetwas stimmt mit Lenas Ticket nicht«, sagt meine ältere Tochter Friederike.

»Mit welchem Ticket? Und wo seid ihr überhaupt?«

»Wir sind hier am Flughafen. Lena fliegt doch wieder nach England, und du hast das Ticket hinterlegt. Aber die Frau von der BA sagt, hier sei kein Ticket.«

Ich falle aus allen Wolken. Lena am Flughafen,

auf dem Weg nach England? Mein Pulsschlag erhöht sich. »Wieso bist du überhaupt mit ihr am Flughafen?« Friederike hat Lena auf dem Bürgersteig vor dem Haus sitzend neben einem Koffer vorgefunden. Sie müsse zum Flughafen, erzählt sie, habe aber kein Geld für ein Taxi und könne mich telefonisch nicht erreichen. Friederike bietet sich an, ihr zu helfen und sie zum Flughafen zu begleiten. Ich hole tief Luft und bitte Friederike, sich nicht von der Stelle zu rühren, bei Lena zu bleiben und jede Aufregung zu vermeiden. Sie solle ihr sagen, ich käme gleich. Endgültig wird mir klar, dass ich die Hilfe der Psychiatrie in Anspruch nehmen muss. Hier ist etwas nicht mehr *normal*. Aber was ist, wenn Lena sich weigert mitzukommen? Ich bitte einen Cousin von Lena, mich zu begleiten. Noch nie bin ich, unter Missachtung aller Verkehrsregeln, so schnell zum Flughafen gefahren. Dort treffen wir auf Friederike und eine entspannte Lena, die ruhig im Wartebereich sitzt, Cola trinkt und raucht. Zu meinem Erstaunen steigt sie ohne jeden Widerstand ins Auto. Sie freut sich, ihren Cousin zu sehen, aber sie ist etwas unruhig, und sie fragt noch einmal nach dem Flug. Ich verspreche, dass wir am nächsten Tag nachfragen würden. Während wir ins nächstgelegene psychiatrische Krankenhaus fahren, fällt mir wieder auf, wie albern sie vor sich hin kichert. Im Gegensatz zu mir scheint sie keine Angst vor dem zu haben, was sie erwartet. Sie geht ohne Widerstand in das Gebäude, sieht etwas abwesend, aber entspannt aus. Ob sie noch eine Cola haben könne? Und sie müsse unbedingt noch eine rauchen, bevor wir mit einem Arzt sprechen. Wir warten geduldig mit ihr in der Krankenhauslobby. Wir machen alles mit, solange sie nicht wegläuft oder sich weigert, mit zu den Ärzten zu kommen. Aber Lena folgt uns problemlos zur Anmeldung.

Die Diagnose

Eine freundliche Ärztin empfängt uns, und ich beschreibe ihr vorsichtig, was vorgefallen ist und dass ich sehr besorgt bin. Lena sitzt neben mir. Wie soll ich in ihrer Gegenwart erklären, dass sie sich »verrückt« verhält? Wie wird das auf sie wirken? Frau Dr. B. beginnt, sich mit Lena zu unterhalten, fragt, wie es ihr gehe, wie lange sie in England gewesen sei und ob es ihr dort gefalle. Lena antwortet ruhig, aber etwas fahrig und unkonzentriert. Sie scheint abwesend, will rauchen, kichert und sagt, dass sie schnell ins Internat zurückmüsse, weil sie eine Englischarbeit vor sich habe. Nach kurzer Zeit greift die Ärztin zum Telefonhörer und fragt, ob noch ein Bett frei sei.

»Ihre Tochter hat Schizophrenie«, sagt die Ärztin sachlich. »Aber Sie brauchen keine Schuldgefühle zu haben.«

Der Boden tut sich unter mir auf. Meine Tochter – Schizophrenie? Ist Schizophrenie nicht diese entsetzliche Krankheit, mit der man rasende, gefährliche Menschen assoziiert, die mit abstehenden Haaren und wahnsinnigem Blick ihre Umgebung bedrohen? Stöhnende, lethargische Patienten, die in weißen Kitteln durch die Flure von »Irrenanstalten« schleichen? So wie Jack Nicholson in dem Film »Einer flog übers Kuckucksnest« oder Angelina Jolie in »Durchgeknallt«? Meine 17-jährige Tochter, die kindlich kichert und unverständliche Sätze vor sich hin murmelt, aber sicher für niemanden eine Bedrohung darstellt, soll an Schizophrenie erkrankt sein? Und was soll diese Diagnose mit Schuldgefühlen zu tun haben?

Ich ringe darum, die Diagnose zu begreifen und zu verstehen, dass meine Tochter nun auf die Station einer psychiatrischen Klinik gehen soll. Sie bekommt ein Zimmer zugewiesen, und ich muss sie dortlassen. Aus Filmen und Büchern habe ich entsetzliche Vorstellungen von psychiatrischen Anstalten. Wie wird es dort aussehen? Was wird mit Lena gemacht? Wird sie festgebunden werden? Wie wird der Umgangston dort sein? Darf ich sie begleiten?

»Ihre Tochter kann gleich hierbleiben, auf Station 4 steht ein Bett für sie bereit. Sie können mit ihr nach oben gehen, die Schwester weiß Bescheid. Sie können ihr ja später noch Sachen vorbeibringen.« Die praktischen Handlungsanweisungen der Ärztin bekomme ich kaum mit, ich stehe unter Schock. Dass Lena ein psychisches Problem hat, war irgendwie klar, sonst wäre ich nicht in die Psychiatrie gefahren. Aber niemals hätte ich mit der furchteinflößenden Diagnose Schizophrenie gerechnet. Es fühlt sich an, als ob dies das Ende unseres Lebens ist. Die Schuldgefühle, die ich *nicht* haben soll, nehme ich gar nicht wahr. Mein Kopf ist leer. Ich bin froh, dass die Ärztin mir erklärt, dass eine Schwester uns nach oben begleiten wird. Lena und ich brauchen jetzt jemanden, der uns sagt, was zu tun ist. Friederike und mein Neffe versprechen zu warten.

»Haben Sie Ihre DAK-Karte mit?«, fragt die Schwester. »Die brauche ich noch. Und dann müssen Sie dieses Formular ausfüllen.« Ich starre sie an. DAK-Karte? Formular? Ich bin unfähig, in diesem Moment über solche Dinge nachzudenken. Die Schwester bemerkt meine Verwirrung und murmelt, dass wir das später nachholen können.

Wir folgen der Schwester in den Fahrstuhl. Was erwartet uns auf der Station? Ich frage mich, ob es Anstaltskleidung gibt, abgeschlossene Flure und Zimmer ohne Fenster. Ob wir von stöhnenden und brüllenden Insassen und muskulösen Wärtern empfangen werden, die bereit sind einzugreifen, wenn jemand sich »verrückt« benimmt. Zu meiner Überraschung lässt sich die Glastür, die den Blick auf einen Flur freigibt, problemlos öffnen. Also keine verschlossenen Türen? Sie bittet uns höflich, im Aufenthaltsraum Platz zu nehmen. Kurz darauf erscheint ein freundlicher junger Mann in Jeans und Kapuzenpulli. »Haben Sie vielleicht Hunger?«, fragt er Lena. »Ich könnte Ihnen noch etwas warm machen.« Lena möchte gerne etwas essen. Ich bin überrascht, der junge Pfleger entspricht nicht meiner Vorstellung. Die Pfleger in Hollywoodfilmen sehen anders aus. Überhaupt ist alles anders, als ich – durch Literatur und Medien beeinflusst – gedacht habe. Niemand brüllt, es gibt keine verschlossenen Türen, und die Patienten werden höflich mit Nachnamen und »Sie« angesprochen. Niemand trägt Anstaltskleidung oder einen Schlafanzug. Lenas Zimmer sieht wie ein normales Krankenhauszimmer aus, nur das Fenster lässt sich nicht öffnen. Eine ältere Frau schläft im zweiten Bett. Es gibt einen großen Ess- und Aufenthaltsraum, in dem die Patienten rauchen können. Vom Gang aus kann ich in einen freundlich eingerichteten Fernsehraum blicken.

Als ich Lena in ihr Zimmer begleite und verspreche, gegen Abend wiederzukommen und ihre Sachen zu bringen, fängt sie an, bitterlich zu weinen. »Du kannst mich doch nicht hierlassen, Mama«, weint sie. »Ich will nicht in eine Irrenanstalt, ich will nicht hierbleiben. Ich will wieder mit dir nach Hause. Ich will wieder nach England ins Internat.« Mir kommen auch die Tränen. Soll ich sie wieder mitnehmen? Aber welche Gefahr besteht für sie, wenn sie wirklich Schizophrenie hat? Was kann passieren, wenn ich sie nicht hierlasse? Was ist jetzt richtig? Nur mit Hilfe der Schwester, die beruhigend auf Lena und mich einredet und mir erklärt, der Arzt käme gleich, kann ich mich von Lena losreißen. Sie bekäme gleich Medikamente, dann würde es ihr bessergehen. Ich weiß nicht mehr, wie ich, begleitet von Lenas Schluchzen und ihren Rufen »Mama, lass mich nicht hier!« über den Flur, durch die Tür und wieder aus dem Krankenhaus komme. Ich bin froh, dass Friederike und Hagen mich nach Hause begleiten und mir helfen, ein paar Sachen für Lena einzupacken.

Als ich wieder ins Krankenhaus komme, liegt sie angezogen im Bett und schläft tief. Ihre langen dunklen Haare sind über das Kopfkissen gebreitet, und ihr Gesicht ist von Tränenspuren und Eyeliner verschmiert. Zwei Stunden sitze ich an ihrem Bett und betrachte meine hübsche Tochter. Sie sieht so friedlich aus. Was geht in ihr vor? Weshalb wacht sie nicht auf, obwohl die andere Patientin lärmend ins Zimmer kommt, in ihren Sachen kramt und die Tür knallend wieder hinausgeht? Ich möchte wissen, was für Medikamente man ihr gegeben hat. Ich möchte mit der Ärztin sprechen und fragen, welche Mittel es gegen Schizophrenie gibt. Ich möchte wissen, ob Lena unter ihrem »merkwürdigen« Verhalten leidet oder ob sie vielleicht Schmerzen hat. Ich fürchte, dass sie mir nie verzeihen wird, dass ich sie hierhergebracht habe, sie habe einsperren lassen. Aber ich weiß auch nicht, was ich anderes hätte tun können.

Auf meine Fragen sagt die Schwester, man habe Lena ein Beruhigungsmittel gegeben, damit sie erst einmal schläft. Alles Weitere könne ich dann im Gespräch mit den Ärzten klären. Nein, heute natürlich nicht mehr, aber morgen. Oder übermorgen, wann genau, könne sie nicht sagen, die Ärzte seien sehr beschäftigt. Ich solle einfach kommen und warten, bis die Ärzte Zeit hätten. Ich solle mir keine Sorgen machen, meine Tochter sei hier gut aufgehoben. Die Schwester ist nicht unfreundlich, scheint aber wenig interessiert, mir wenigstens kurz zu erklären, was hier vor sich geht. Sie verhält sich normal, aber für mich ist es keine normale Situation. Ich soll mir keine Sorgen machen, nachdem unser bisheriges Leben gerade zusammengebrochen ist?

In dieser Nacht kann ich nicht schlafen. Noch immer begreife ich nicht wirklich, was passiert ist. Ich telefoniere mit meinen anderen Kindern, ich rufe eine Freundin an. Alle sind erschüttert und ratlos. Bei anderen Krankheiten würde man sofort gute Ratschläge erhalten, Empfehlungen für Ärzte und aufmunternde Erfahrungsberichte. Aber nicht bei Schizophrenie. Es existiert kein Alltagswissen über Schizophrenie, niemand hat von der Großmutter, Lehrerin oder praktischen Ärzten Tipps bekommen, wie man sich bei einer psychischen Erkrankung verhält. Dabei ist es das, was ich jetzt brauche. Rat, Hilfestellungen, Informationen, Menschen, die meine Fragen beantworten und mir versichern, dass es gute Therapien gegen psychische Krankheiten gibt.

Am nächsten Tag muss ich wieder ein Seminar halten. Kurz überlege ich, ob ich es absagen soll, aber ich habe Angst vor den Konsequenzen. Ich weiß nicht, wie ich das Seminar mit verheulten Augen und innerlich zitternd durchstehen soll, aber es funktioniert überraschend gut. Vielleicht ist es sogar besser, dass ich nicht ständig über Lena nachdenken kann, sondern mich auch noch auf andere Aufgaben konzentrieren muss. Es dauert vier Tage, bis ich ein Gespräch mit einem Stationsarzt führen kann, er ist einfach zu beschäftigt. Ich wundere mich, dass es für die Ärzte nicht wichtig zu sein scheint, mit mir zu sprechen.

Meine Besuche in der psychiatrischen Klinik werden zu praktischen Übungen in Durchsetzungsvermögen. Ich lerne, beharrlich oder auch mal unfreundlich zu sein, bis ich einen Arzt dazu bringe, mit mir zu sprechen. Oder eine Schwester dazu zu überreden, mir ein Handtuch für Lena zu geben. Es braucht viel Zeit und Geduld, um auch nur zu erfahren, wann Besuchszeiten sind oder wo ich das Taschengeld für Lena hinterlassen soll. »Ich habe jetzt keine Zeit!«, tönt es aus dem Schwesternzimmer. »Kommen Sie später wieder.« Ich mache die Erfahrung, dass »später« ein äußerst dehnbarer Begriff sein kann. Aber ich brauche doch Informationen über Lenas Zustand, und ich muss mehr über ihre Krankheit wissen.

Das erste Gespräch mit einem Arzt ist dabei wenig hilfreich. »Was wollen Sie denn wissen?«, fragt Dr. C. kurz angebunden und guckt nervös auf seine Armbanduhr. Ich hatte angenommen, dass Ärzte einer Mutter, die ihre Tochter wegen einer psychischen Erkrankung im Krankenhaus lassen muss, gegenüber zugewandter sind. Sie müssten sich doch vorstellen können, dass eine Mutter in so einer Situation genau wissen möchte, was mit ihrem Kind geschieht, und dass sie aufgeregt ist. »Ihre Tochter hat eine ernsthafte psychische Erkrankung, und wir behandeln sie zunächst mit Neuroleptika. Es wird ein paar Tage dauern, bis das anschlägt und wir sagen können, mit welchen Neuroleptika wir weitermachen und in welcher Dosis.« Ich habe noch nie etwas über Neuroleptika gehört. Dr. C. erklärt mir, dass Neuroleptika gegen Erregungszustände bei Schizophrenie eingesetzt werden. Mehr Zeit hat er nicht. Zu Hause lese ich nach, dass Neuroleptika oder auch Antipsychotika dämpfend auf Erregungszustände, aggressives Verhalten sowie psychotisches Erleben wie Sinnestäuschungen, Wahndenken und Ich-Störungen wirken. Neuroleptika blockieren Rezeptoren von Hirnboten-stoffen wie Dopamin, was zu der antipsychotischen Wirkung führt. Für mich ist das alles völlig neu und schwer zu verstehen, ich werde den Ärzten vertrauen müssen.

Wie lange Lena denn im Krankenhaus bleiben müsse, will ich wissen. Das, antwortet Dr. C., könne man nicht sagen. Es könne Wochen, aber auch Monate dauern, da es eine wirklich sehr ernste Erkrankung sei. Sie habe etwas mit der Fehlfunktion von Neurotransmittern zu tun. Ich verstehe nichts von dem, was Dr. C. mir erklärt. Bislang wusste ich nicht einmal, dass es Neurotransmitter gibt. Dennoch bin ich etwas beruhigt, denn wenn die Fehlfunktion der Neuro-transmitter durch ein Medikament korrigiert werden kann, scheint es doch eine Heilungschance zu geben. Aber Wochen oder Monate? Ich schaue Dr. C. ungläubig an. Es kann doch nicht sein, dass Lena mehrere Monate im Krankenhaus blei-ben muss? Mir laufen Tränen über das Gesicht. Der Arzt be-trachtet mich nachdenklich. Damals dachte ich, dass er mich mitleidig ansah. Heute weiß ich, was er dachte: Aha, eine labile Mutter.

Obwohl ich über die Aussicht, dass Lena für Monate im Krankenhaus bleiben soll, entsetzt bin, stelle ich die Aus-sagen von Dr. C. nicht in Frage. Ich glaube ihm. Ich muss ihm glauben, ich habe ja sonst auch nichts, an das ich mich halten kann. Bei einer so dramatischen Krankheit kann alles, was ich gegen den Rat der Ärzte tue, furchtbare Konsequenzen haben. Ich habe Angst davor, auch nur einen falschen Schritt zu tun. Ich will, dass Lena die beste Behandlung erhält. Ich will sie trösten und ihr so viel Liebe wie möglich geben. Aber ich habe auch Angst, dass meine Tochter wütend wird, weil ich sie ins Krankenhaus gebracht habe. Und Lena wird wütend. Wie schaffe ich es, einerseits den Anordnungen der Ärzte zu folgen und andererseits die Beschuldigungen von Lena auszuhalten, dafür, dass ich sie in eine »Irrenanstalt« eingesperrt habe?

Was ist Schizophrenie?

Ich beginne zu lesen, denn ich muss wissen, um was für eine Krankheit es sich handelt. Vor mir liegen stapelweise Bücher über Schizophrenie, Therapien, Genetik, Jugendpsychosen, Ratgeber für Angehörige psychisch Kranker, Bücher über Antipsychiatrie, die Geschichte der Schizophrenie und der Irrenanstalten. Was ist Schizophrenie, wie entsteht sie, wie wird sie therapiert? Ich lese über unterschiedliche Ansätze bei den Therapien. Kalte Dauerbäder, Insulingaben oder Lobotomien werden heute nicht mehr angewandt, aber Elektroschocktherapie gibt es nach wie vor, sie soll vor allem bei Depressionen hilfreich sein. Ich erfahre, dass es unterschiedliche Klassifizierungssysteme für psychische Störungen gibt, dass die gleichen Symptome in einem Land ein anderes Etikett erhalten können als in einem anderen. Ich lese Berichte von Menschen, die persönliche Erfahrungen mit Schizophrenie gemacht haben, oder von Angehörigen, die miterlebt haben, wie ein Kind, ein Partner oder ein Elternteil mit dieser Krankheit fertig werden muss. Ich erfahre, dass psychische Krankheiten, vor allem Schizophrenie, in Familien, in denen diese Krankheit bereits vorkam, gehäuft auftreten können. Es gibt Wissenschaftler, die sagen, dass es »die« Schizophrenie nicht gibt, sondern vielmehr eine Reihe von Symptomen, die man dem schizophrenen Formenkreis zurechnet. Andere sagen, dass der Begriff Schizophrenie zu negativ belegt oder zu unspezifisch sei, so dass man den Namen in *neuro-cognitive disorder* ändern sollte. Es gibt Stimmen, die postulieren, dass es keine psychischen Erkrankungen gibt, sondern nur Menschen mit »anderen« Lebensformen und Erfahrungswelten, die mit dem Etikett »psychisch krank« aus der Gesellschaft ausgesondert und durch Medikamente ruhiggestellt werden sollen. Ganz besonders beunruhigen mich Berichte von Betroffenen, die über eine gleichgültige bis gewalttätige Behandlung durch Ärzte und Krankenhäuser berichten. Es ist verunsichernd, all diese Definitionen und unterschiedlichen Meinungen zu lesen. Welche von diesen Informationen sind glaubwürdig, und vor allem: Welche sind wichtig für mich und Lena?

Weiß ich nun, was Schizophrenie ist? Ich kann Symptomen einen Namen geben, ich weiß, dass es Halluzinationen, Stimmenhören, Manien und Depressionen gibt. Ich weiß, dass Denken und Fühlen bei Menschen mit Schizophrenie gestört sind. Aber ich weiß nicht, was das heißt und wie sich das anfühlt. Was geht in einem Menschen vor, der Wahnvorstellungen hat? Was genau bedeutet es, an kognitiven Störungen zu leiden? Der Psychiater Fritz Simon weist in seinem Buch *Meine Psychose, mein Fahrrad und ich* darauf hin, dass es etwas anderes ist, Verrücktheit zu erleben, als darüber zu lesen. Es sei wie der Unterschied zwischen einer Speisekarte und dem Essen. Wer eine Speisekarte verzehrt, fügt er hinzu, sei verrückt.

Ich stelle mir vor, wie schwierig es für Erkrankte sein muss, von Menschen umgeben zu sein, die nicht nachempfinden können, was sie selbst fühlen. Es muss einsam machen.

Dass Lena krank ist, lässt sich einfach nicht leugnen. Soll ich jetzt allen Ärzten misstrauen? Muss ich Lena verbieten, die verordneten Medikamente zu nehmen, aus Angst, dass sie schädlich für sie sind? Ich wollte etwas über psychische Krankheiten wissen, weil ich gehofft hatte, dass mir das – ein wenig – die Angst nimmt, aber meine neuen Erkenntnisse werfen neue Fragen auf, statt mich zu beruhigen.

Lena – unser Glückskind

Karim und ich waren lange Jahre sehr glücklich miteinander. In meiner zweiten Ehe fand ich die Geborgenheit und die gegenseitige Unterstützung, die ich mir immer gewünscht hatte. Wir hatten viele Freunde, studierten und arbeiteten gemeinsam und schauten zuversichtlich in die Zukunft. Lena war ein Wunschkind, auf das wir uns vom ersten Tag an gefreut haben. Die Schwangerschaft verlief problemlos, mir ging es gut. Ihre Geburt fand zu Hause statt und war ein Fest mit Freunden. Karim lief beruhigend durch die Wohnung und kochte für alle indischen Tee. Als Lena auf der Welt war, wurde sie mit Sekt und Pizza gefeiert, und wir waren glücklich. Sie war als Baby nicht schwierig, sondern freundlich, lachte viel und trank gut. Lena war unser Sonnenschein. Später blieben Menschen entzückt auf der Straße stehen und streichelten über ihr hüftlanges dunkles Haar. Im Kindergarten wurde sie von allen geliebt, und sie schloss schnell Freundschaften, die bis zum heutigen Tag anhalten. Sie war diejenige, die jedes weinende Kind tröstete, sie schlichtete Streit und bezog Kinder, die am Rande standen, in die Spiele mit ein. Wir hatten viele Freunde, bei deren Kindern Lena übernachtete, und ihre Freundinnen übernachteten bei uns. Die große Schwester liebte ihre kleine Schwester, trug sie in einem Pappkarton durch die Wohnung und setzte sie darin unter ihren Schreibtisch, wenn sie Schulaufgaben machte.

War Lena als kleines Kind nicht glücklich? Heute frage ich mich, ob unser Glück nur eine Täuschung war, ob ich mir etwas vorgemacht habe und irgendwelche Anzeichen nicht sehen wollte. Ich grübele darüber nach, welche Krankheiten Lena als kleines Kind hatte. Eine Woche nach ihrer Geburt wurde in einer orthopädischen Klinik festgestellt, dass ihre Hüftgelenke etwas rigide seien. Das sei nicht schlimm, wurde ich getröstet, aber präventiv solle sie intensives Bobath-Turnen machen. Die Bobath-Therapie geht davon aus, dass unser Gehirn eine »Umorganisationsfähigkeit« besitzt, dass gesunde Hirnregionen Funktionen der erkrankten Hirnregionen übernehmen können. Durch abgestimmte Bewegungen können die betroffenen Hirnregionen wieder aktiviert werden. Bei Lena muss das besonders gut gelungen sein. Die Physiotherapeutin legte das kleine braune Körperchen mit den dicken dunklen Haaren sanft auf den riesigen Gymnastikball, und reflexartig hob Lena ihr Köpfchen. Bobath-Turnen ist für ein vier Wochen altes Baby Hochleistungssport, erklärte mir die Therapeutin. Ein Jahr lang ging Karim vier Tage die Woche mit Lena zum Bobath-Turnen, und sie entwickelte sich gut. Diesem frühen intensiven Training ist es zu verdanken, dass Lena später beim Schwimmen und beim Fechten eine unglaubliche Kondition hatte.

Als Lena anderthalb Jahre alt war, wurde sie wieder krank und bekam eine Fazialisparese, eine Gesichtslähmung. Niemand konnte uns sagen, woher diese plötzliche Lähmung des Gesichtsnervs kam. Es gab einen Verdacht auf Hirnhautentzündung, der sich aber als unbegründet erwies. Etwa ein halbes Jahr später verschwand die Lähmung so spontan, wie sie erschienen war. Kann es einen Zusammenhang geben mit diesen schweren Erkrankungen in Lenas früher Kindheit und der späteren Psychose? Ich frage mich, ob es falsch gewesen war, eine Hausgeburt zu machen, obwohl eine sehr erfahrene Lehrhebamme mich begleitete. Vermutlich hätte ich frühzeitig einen Kinderpsychiater konsultieren sollen. Wenn in der Familie bereits psychische Erkrankungen vorkamen, dann kann man von einer Krankheitsdisposition sprechen, und je früher man eine Krankheit erkennt, desto besser kann man etwas dagegen tun. Mit einem hochsensiblen oder vulnerablen – verletzlichen – Kind muss und kann man anders umgehen als mit einem Kind ohne diese Belastung.

In der Grundschule war Lena schüchtern, und ihre Noten waren durchschnittlich. Eine Knospe, die sich erst noch öffnen muss, wie es ihre sanftmütige Lehrerin in der ersten Klasse in ihre Beurteilung schrieb. Hätte mir das zu denken geben müssen? Oft war ihr Interesse an einem Fach und ihre Begeisterung dafür abhängig davon, ob sie die Lehrerin als freundlich empfand oder nicht. Nach der 6. Klasse sagte mir die Lehrerin, dass Lena zwar auf das Gymnasium gehen könne, dass sie aber ihrer Schüchternheit und ihrer Kreativität wegen eher die nahe gelegene Realschule mit stark musischer Ausrichtung empfehlen würde. Leider betrachtete ich diese Empfehlung nicht als Option. Natürlich wollte ich, dass *meine* Tochter aufs Gymnasium geht. Wäre es besser für sie gewesen, wenn ich der Empfehlung der Lehrerin gefolgt wäre?

Zu Beginn lief es gut auf dem Gymnasium. Lena fand Freunde, und sie hatte Lieblingslehrerinnen, für deren Fächer sie gern lernte. Und sie ging regelmäßig zum Fechttraining. Im Alter von sieben Jahren hatte sie mit dem Fechten begonnen. Sie nahm an Wettkämpfen teil, trug eine Medaille nach der anderen nach Hause und freute sich auf jeden Trainingstermin. Ihr polnischer Trainer hatte die Gabe, seine Jungen und Mädchen zu begeistern. Sie fuhren zu Freundschaftsspielen in ganz Deutschland, zu Entscheidungskämpfen nach Polen, und sie fochten den Sommer über in einem Trainingslager in Tauberbischofsheim beim Bundestrainer. Lena war beliebt im Verein. »Unser Klassenclown«, nannte der Trainer sie liebevoll. Ich sehe immer noch vor mir, wie Lena nach gewonnenem Kampf strahlend auf mich zuläuft, ihre Maske vom Kopf reißt, ihr rotes, verschwitztes Gesicht hervorkommt und die langen dunklen Haare über die weiße Fechtmontur fallen. Wieder hat sie gewonnen! »Merde, Lena encore! – Mist, schon wieder Lena!«, schimpften die kleinen Französinnen, wenn sie Lena als Turnier-Gegnerin hatten. Nach jedem ihrer Siege rannte Lena auf die Verliererin zu, umarmte und tröstete sie.

Es war eine schöne Zeit. Lena hatte eine Gruppe, zu der sie gehörte, die Trainer waren streng, aber liebevoll, und sie hatte Erfolg.

Nach der Wende wurden die Fechtvereine zwischen Ost und West aufgeteilt, und nun musste Lenas Gruppe zum Training in das ehemalige DDR-Kader-Trainingszentrum fahren. Die dortigen Trainer hatten bereits DDR-Fechtkadern zu großen Erfolgen verholfen, aber ihr militärischer Ton und der Drill waren für unsere Jugendlichen ungewohnt. »Sie dürfen Ihre Tochter nicht trösten, wenn sie verliert«, schnauzte mich der neue Trainer an. »Sagen Sie nicht, dass es nichts macht, wenn sie verloren hat. Natürlich macht es etwas. Sie muss einen Killerinstinkt entwickeln!« Lena hatte eindeutig keinen Killerinstinkt, und die anderen Kinder der ehemaligen Gruppe wohl auch nicht. Viele der Jugendlichen aus dem Westen hörten mit dem Fechten auf. Schade, Lena hatte sieben Jahre lang große Freude an diesem Sport.

Ich weiß nicht, ob es einen Zusammenhang zwischen Lenas Leistungen in der Schule und dem Wegfall des Fechttrainings gibt – vorher hat sie dreimal wöchentlich trainiert und an fast allen Wochenenden an Turnieren teilgenommen. Auf jeden Fall werden danach ihre Schulnoten ständig schlechter. Lena bekommt in ihrer Klasse Probleme mit einer Mädchenclique und fühlt sich ausgegrenzt. Sie ist unglücklich, bleibt sitzen. Ich gehe zu den Lehrern, versuche, gut Wetter zu machen und um Verständnis für Lenas Schüchternheit und Probleme zu werben. Sie bekommt Nachhilfeunterricht. Wenn der Nachhilfelehrer kommt, telefoniert sie stundenlang mit ihren Freundinnen und beachtet ihn nicht. Ich bin wütend. Wenn wir mit Freunden beim Essen sitzen, fällt sie uns ins Wort und redet plötzlich über völlig andere Themen, die nicht im Entferntesten etwas mit unserem Gespräch zu tun haben. Ich spreche mit ihr darüber und bitte sie, nicht so unhöflich zu sein. Sie ist verwirrt und weiß nicht, wovon ich rede.

Es ist schwierig, sie morgens aus dem Bett zu holen. Jede Kleinigkeit regt sie auf. Fast jeden Morgen schreit und tobt sie durch die Wohnung, weil sie ihre Sachen nicht findet. »Wo ist meine Bürste?«, tönt es lautstark aus dem Bad. Ich höre Gegenstände zu Boden fallen. »Du hast meine Bürste weggenommen, Mama. Ich weiß genau, dass ich sie gestern auf das Fensterbrett gelegt habe.«

»Ich habe sie nicht genommen, Lena. Guck doch noch mal genau, du weißt doch, dass …« Wütendes Geschrei. »Nein, ich weiß genau …« Irgendwann findet sie die Bürste. Für mich ist der Morgen verdorben. Aber Lena hat ihren Ausbruch sofort vergessen und gibt mir fröhlich einen Abschiedskuss.

In dieser Zeit sind Lenas Freunde häufig bei uns, sie kochen gemeinsam und übernachten in unserer Wohnung. Immer ist Lena der Mittelpunkt, der Boss. Sie bestimmt, wer die Zwiebeln schneidet und wer den Tisch deckt, und nur sie selbst darf die Sauce abschmecken. Sie ist beliebt. Es sind nette Jugendliche, ich kenne sie und ihre Eltern schon seit langem und freue mich, dass Lena so viele soziale Kontakte hat. Leider hilft Lenas Clique der guten Stimmung mit Kiffen und später auch mit Alkohol nach. Ich hätte es bemerken müssen, aber vielleicht war ich zu sehr mit meinen beruflichen Herausforderungen beschäftigt. Die Situation in der Schule verschlechtert sich ständig, und es zeichnet sich ab, dass Lena die mittlere Reife nicht schaffen wird. Ich mache mir Sorgen um ihre schulische Zukunft und suche nach Möglichkeiten, Lena dennoch eine gute Ausbildung zu ermöglichen. Aber ohne mittlere Reife sind ihre Chancen in Deutschland begrenzt. Und so komme ich auf die Idee, ein Internat in England zu suchen. Es ist nicht einfach, Lena von einem Schulwechsel zu überzeugen, vor allem schmerzt sie der Verlust ihrer Freunde, aber letztlich bleibt ihr nichts anderes übrig. Am Flughafen Tegel erscheint ein Pulk Jugendlicher mit Luftballons, der einer tränenüberströmten Lena zum Abschied winkt. Und ich habe ein schlechtes Gewissen.

1997 | Kontaktdiät in der Jugendpsychiatrie

Vierzehn Tage nach Lenas Krankenhauseinweisung entscheiden die Ärzte, dass sie in die Jugendpsychiatrie verlegt werden muss. Sie entscheiden, ich werde nicht gefragt. Dr. C. bittet mich zu einem Gespräch. »Wir haben entschieden, dass Lena in die Jugendpsychiatrie gehört. Die nächsten vier Wochen dürfen Sie keinen Kontakt zu Ihrer Tochter haben, Lena soll jetzt zur Ruhe kommen. Sie muss eine Zeitlang vor familiären Einflüssen geschützt werden. Sie dürfen sie weder besuchen noch sie anrufen oder ihr schreiben. Sie braucht eine optimale Umgebung. In der Jugendpsychiatrie wird man sich sehr gut um sie kümmern.« Das nennt man Kontaktdiät, lerne ich später. Ich bin keine optimale Umgebung für meine Tochter? Leider glaube ich das sofort. Die Ärzte wirken so ernst und überzeugt, sie machen sich wirklich Sorgen um Lena. Wenn sie sagen, dass ich den Heilungsprozess störe, kann ich mich dem doch nicht entziehen. Aber trotzdem bin ich unglücklich. »Wieso soll ich vier Wochen lang Lena nicht besuchen und sie nicht mal anrufen? Sie freut sich doch jedes Mal, wenn ich komme. Ich kann sie doch nicht im Stich lassen, sie ist ohnehin schon wütend auf mich, weil ich sie in die ›Irrenanstalt‹ gebracht habe, und jetzt darf sie doch nicht das Gefühl bekommen, dass ich mich gar nicht mehr um sie kümmere.« Dr. C. guckt mich nachdenklich an. »Es ist uns aufgefallen, dass Sie eine sehr symbiotische Beziehung zu Lena haben, und das ist für psychotische Menschen gar nicht gut. Jedes Mal, wenn Sie kommen, umarmen Lena und Sie sich und küssen sich. Das ist doch für eine normale Mutter-Tochter-Beziehung ungewöhnlich.« Ungewöhnlich? Ich bin erstaunt. Natürlich umarmen und küssen wir uns. Wie sollten wir uns denn sonst begrüßen? »Ich kenne das in unserer Familie gar nicht anders, wir küssen und umarmen uns immer. Meine Mutter als Französin hätte es sehr merkwürdig gefunden, wenn wir ihr nur die Hand geschüttelt hätten.« Ich ernte einen ernsten Blick. »Haben Sie nicht erzählt, dass auch Ihre Mutter manisch-depressiv war?« Das stimmt. Ich werde unsicher. Hat sich die Veranlagung zur psychischen Erkrankung in unserer Familie schon durch derartige Rituale gezeigt? War das Umarmen und Küssen ein Krankheitssymptom? Zum ersten Mal wird mir bewusst, dass in der Psychiatrie nicht nur die Patienten beobachtet und diagnostiziert werden, sondern ich als Mutter ebenfalls. Und dass kulturgeprägte Vorstellungen des Arztes über richtiges und falsches Verhalten in das Urteil mit eingehen. In meiner jetzigen Situation scheue ich davor zurück, Dr. C. zu widersprechen. Wenn ich ihn verstimme, verübelt er Lena vielleicht diese Mutter und behandelt sie weniger freundlich. Aber wenn ich diesen blassen, ernsten Mann mit den dünnen Lippen betrachte, denke ich mir, dass ihm ein paar Umarmungen und Küsse in seiner Jugend vielleicht ganz gutgetan hätten.

Beim nächsten Besuch gehe ich mit ausgestrecktem

Arm auf Lena zu und reiche ihr die Hand. »Mama, was ist los? Bist du böse auf mich?« Lena ist verwirrt. Ich schließe sie in die Arme – allen negativen Auswirkungen symbiotischer Mutter-Kind-Beziehungen zum Trotz. Vielleicht kann eine »gesunde« Distanz zum eigenen Kind auch dann aufrechterhalten bleiben, wenn man sich bei der Begrüßung in den Arm nimmt.

Nach vier Wochen darf ich Lena zum ersten Mal besuchen. Ich muss klingeln, um mir die Tür aufschließen zu lassen. Freundlich werde ich nicht empfangen, sondern mit argwöhnischem Blick gemustert. Was ich wolle? Meine Tochter Lena besuchen, erwidere ich höflich. Ich muss vorsichtig sein, denn falls ich mich nicht als optimale Umwelt erweise, wird mir vielleicht der Kontakt zu Lena wieder verboten.

Lena und ich fallen uns in die Arme. Sie schluchzt. »Mama, ich will hier wieder weg. Es ist schrecklich. Ich bin so müde und mir tut alles weh. Und das Mädchen in meinem Zimmer ist schrecklich, sie schnauzt mich dauernd an. Außerdem ist das Essen total eklig. Ich werde immer dicker.« Das stimmt, Lena hat in den vier Wochen mindestens zwanzig Kilo zugenommen. Ich bin entsetzt und lasse mir alles erzählen, was sie belastet, aber sie bringt vieles durcheinander, wenn ich nachfrage. Sie springt von einem Thema zum anderen, redet mal über den scheußlichen Pfleger, dann braucht sie dringend Lipgloss oder ein Abonnement für eine Filmzeitung. Ich setze mich mit ihr in den Aufenthaltsraum, wo wir dünnen Kaffee trinken. Um uns herum sitzen apathische Jugendliche, manche dick eingemummelt in mehrere Schichten zerlöcherter und schmutziger Pullover, die Mützen tief ins Gesicht gezogen. Fast alle rauchen, viele trinken eine Tasse Kaffee nach der anderen. Andere haben Gläser mit Cola vor sich, in die sie noch Pulverkaffee hineinrühren. Überquellende Aschenbecher, schmutzige Teller, zerfledderte Zeitschriften und angefangene Spiele stehen auf dem Tisch. Dazwischen zwei extrem dünne junge Mädchen, die sich über den Rauch und die Unordnung beschweren und sich auf den abgenutzten Sesseln zu kleinen Bündeln zusammenfalten.

Mir zieht sich der Magen zusammen. Diese Umgebung soll für Lena gut sein? Es herrscht eine ungemütliche Atmosphäre, niemand kümmert sich um die Jugendlichen. Ich versuche, mich mit einigen von ihnen zu unterhalten. »Die Mütze muss ich über die Augen ziehen«, sagt leise der 15-jährige Andreas. »Sonst kommen die Strahlen direkt durch die Augen in mein Gehirn. Die Jalousien müssen auch weiter runtergezogen werden, das hält die Strahlen ab«, flüstert er. »Aber diese blöde Nina macht sie immer wieder hoch.«

»Du spinnst ja total mit deinen blöden Strahlen«, brüllt ihn ein dickes Mädchen in schwarzer Gruftiekluft an. »Die spinnen hier sowieso alle«, teilt sie mir lautstark mit. »Die sind hier alle verrückt. Ich nicht. Hier ist es total beschissen, und meine beschissenen Eltern haben mich bloß in die beschissene Klapse geschickt, damit sie ihre Ruhe haben. Bist du die Mutter von der da?« Sie zeigt auf Lena. Ich nicke. »Mit der muss ich im Zimmer sein, das ist total zum Kotzen«, schreit sie. »Da kann man gleich mit einer Leiche auf dem Zimmer sein, die schläft den ganzen Tag. Mit der will ich nicht weiter im Zimmer sein. Sag mal, haste mal ’ne Zigarette für mich?« Lena fängt an zu schluchzen. Zwei Jungen lachen laut. Andreas schiebt sich die Mütze noch tiefer ins Gesicht. Die anorektischen Mädchen versuchen, unsichtbar zu werden. Ich bin entsetzt über den Umgangston, greife aber um des lieben Friedens willen nach Lenas Schachtel und biete Nina eine Zigarette an. »Nein, Mama«, schreit Lena weinend, »gib der nichts, die raucht sowieso immer alle meine Zigaretten. Sie klaut auch meine Sachen, sie hat mein rotes T-Shirt …« Ein Junge beginnt schrill zu schreien. Nina springt auf und läuft auf Lena zu. »Du blöde Kuh, du machst doch immer …«

Ich bekomme Panik, da erscheint endlich ein Mann, von dem ich später erfahre, dass er der Sozialarbeiter ist, der sich nachmittags mit den Jugendlichen beschäftigen soll. Von Beschäftigung ist hier aber nichts zu sehen.

Die ersten Besuche in der Jugendpsychiatrie sind für mich ein Schock. Ich weiß nichts über das Leben in einer Psychiatrie, ich habe keine Erfahrungen mit psychisch gestörten Menschen, ich kenne die unterschiedlichen Ausdrucksformen noch nicht. Ich bin entsetzt über die augenscheinliche Verwahrlosung der Jugendlichen und den Mangel an Struktur in ihrem Tagesablauf ebenso wie über Andreas' Angst vor den Strahlen in seinem Gehirn, die Aggressivität von Nina und den Anblick der anorektischen Mädchen. Hinzu kommt Lenas wechselndes Verhalten zwischen Schluchzen und Schreien und aggressiven Vorwürfen gegen mich.

Die Pfleger und Sozialarbeiter in der Jugendpsychiatrie machen auf mich einen viel zu entspannten Eindruck. Unbeirrt vom Schreien, Weinen und Streiten der Jugendlichen trinken sie Kaffee und unterhalten sich über ihre Wochenenderlebnisse. Weil ich das Gefühl habe, dass sich niemand wirklich um Lena kümmert, komme ich jeden Tag. Ich will sie nicht alleinlassen.

Ich bin mir nicht sicher, ob Lena in der Jugendpsychiatrie in guten Händen ist und lasse daher mein Handy permanent angeschaltet, damit sie mich immer erreichen kann. Bei jedem Klingelton schrecke ich auf. Wird es wieder eine schlimme Nachricht sein? Oft ist es eine kaum verständliche, schluchzende Lena, die sich bitterlich über die anderen Jugendlichen oder die Ärzte beklagt. Ich nehme ihre Klagen ernst und telefoniere mit allen mir bekannten Ärzten, um ihnen Lenas Situation zu schildern. Sie sind oft freundlich, aber ich habe nicht den Eindruck, dass sie meine Sorgen nachvollziehen können. Nächtelang grübele ich, ob ich Lena aus der Klinik holen soll. Aber ich bin verunsichert. Schizophrenie ist eine so ernste Krankheit, dass ich befürchte, etwas falsch zu machen, wenn ich sie gegen den Rat der Ärzte von dort weghole. Ihre Situation könnte sich verschlechtern. Außerdem weiß ich nicht, welches Krankenhaus besser wäre. Lenas Krankenhaus hat einen guten Ruf, wird mir von Ärzten bestätigt. Meine Tochter ruft mich Tag und Nacht an. Oft werde ich nachts um drei aus dem Schlaf gerissen, und Lena sagt mit der tiefen und leicht benommenen Stimme, die sie durch die Tabletteneinnahme hat, dass sie nur mal meine Stimme hören wolle. Ich bin todmüde, glaube aber, immer für sie da sein zu müssen. Morgens stehe ich dann wie gerädert auf.

Wenn eine psychische Krankheit in das Leben einbricht, glaubt man zunächst, die Welt stehe still und alles drehe sich nur noch um die Erkrankung. Ich war der Meinung, dass mein eigenes Leben aufgehört habe. Aber das Leben geht weiter. Meine Firma wächst, ich habe inzwischen 15 Mitarbeiter. Der große Auftrag verlangt ständige Bereitschaft und Präsenz, aber die täglichen Anforderungen des Jobs helfen mir auch. Ich stehe morgens um 5 Uhr auf, verberge meine Augenringe mit Make-up, verwandele mich in eine erfolgreiche Businessfrau mit Blazer, Pumps und rotem Lippenstift und fahre 45 Minuten durch den morgendlichen Stau zu meinem Büro. Von morgens um 8 bis abends um 22 Uhr Besprechungen, Coaching und Seminare und zwischendurch immer wieder Anrufe von Lena, die ich trösten muss und die mich fragt, wann ich endlich komme, und mir auflistet, was ich mitbringen soll. An mindestens drei Tagen in der Woche muss ich in andere Städte fahren, um Seminare zu halten. Das bedeutet oft: noch früher aufstehen, lange Fahrzeiten im Auto, lange Wartezeiten an Flughäfen und spätabends nach Hause kommen. Ich habe ein schlechtes Gewissen, weil ich Lena in dieser Zeit nicht jeden Tag besuchen kann. Ein schlechtes Gewissen, das von der Außenwelt sorgfältig genährt wird. »Wenn mein Kind oder meine Eltern krank wären, dann würde ich sofort mit jeder Arbeit aufhören und mich nur um sie kümmern!«, sagt ein Freund von Lena, bei dem sie sich beklagt hat, dass ich mich *nie* um sie kümmern würde, seit ich sie in die »Klapse« eingesperrt hätte. »Das ist ja ein Gefängnis«, sagt eine Freundin, »du musst Lena sofort hier wegholen und sie zu Hause betreuen!« Solche Vorwürfe treffen mich tief. Soll ich mein Unternehmen aufgeben? Aber wie komme ich aus dem zehnjährigen Mietvertrag? Wie soll ich Geld für mich und Lena verdienen? Was, wenn ich durch einen Zusammenbruch arbeitsunfähig werde? Ich weiß, dass ein Unternehmensberater schnell zu ersetzen ist, wenn er Schwächen zeigt. Jeder wird für meine schwierige Situation Verständnis haben, aber niemand wird mich weiterhin bezahlen. Auch nicht alle Ärzte haben Verständnis für meine berufliche Situation. Ob ich nicht früher kommen könne, werde ich gefragt, gerade als Selbständige könne ich mir das doch gut einteilen. Die Ärztin kann sich nicht vorstellen, dass jede Stunde, die ich nicht arbeite oder in der ich übermüdet bei Klienten auftauche, meinen Auftrag oder gar meine berufliche Existenz gefährden kann. Für Ärzte scheint es selbstverständlich zu sein, dass die Zeit für Angehörige stillsteht, dass alles der Krankheit untergeordnet werden kann.

Heute ist mir klar, dass ich von den Pflichten und Arbeitsbelastungen dieser Ärztin ebenso wenig wusste wie sie von meinen, und ich bin froh, dass ich wöchentliche Gespräche mit ihr führen konnte.

Frau Dr. E., die Oberärztin in der Jugendpsychiatrie, gibt mir wichtige Informationen und Ratschläge und hilft mir damit sehr. »Sie machen sich sicher Vorwürfe, dass Sie mit Lena geschimpft haben, weil sie ihr Zimmer nicht aufgeräumt hat oder keine Lust auf Schulaufgaben hatte.«

Das stimmt. In der Nacht und auf Autofahrten denke ich über alles nach, was ich früher hätte beachten müssen und was ich hätte besser machen können, um die Krankheit zu vermeiden.

»Sie brauchen keine Schuldgefühle zu haben«, wiederholt die Ärztin den Satz, der mir im Moment der Diagnoseverkündung so absurd vorgekommen war. »Sie hätten nichts ändern können, niemand kann das. Vielleicht hätten sehr erfahrene Psychiater Frühwarnzeichen erkennen können, aber wie sollten Sie auf die Idee kommen, einen Psychiater hinzuzuziehen? Bitte denken Sie daran, dass psychisch Kranke starke Eltern brauchen. Wenn Sie sich mit Ihren Schuldgefühlen beschäftigen, können Sie Lena nicht bei ihrer Gesundung unterstützen.«

Diesen Satz habe ich nie vergessen, ich danke Frau Dr. E. heute noch dafür. Der Gedanke, dass die Beschäftigung mit meinen Schuldgefühlen, also mit mir selbst, Lena nichts nützt, hat mich befreit und stärker gemacht. Ich fühle mich nicht mehr hilflos einer furchtbaren und unerklärlichen Krankheit ausgeliefert, sondern kann etwas tun. Ich kann aufhören, mich zu bemitleiden oder mich schuldig zu fühlen, zu weinen und über dieses besondere Schicksal nachzudenken. Stattdessen beginne ich zu überlegen, wie ich Lena unterstützen kann. Frau Dr. E. ist es auch, die mir sagt, dass ich nicht täglich ins Krankenhaus kommen müsse, dies sei gar nicht immer gut für Lena. Sie müsse sich auch auf andere Dinge konzentrieren. Und mit den anderen Jugendlichen auszukommen sei ein Teil des Gesundungsprozesses. Sie würde nicht schlecht behandelt, aber jede kleine Aufregung des Tages erhielte bei psychisch Kranken aufgrund ihrer Ich-Schwäche eine viel größere und bedrohlichere Bedeutung, als es eigentlich angemessen sei. Und sie sehe mir an, dass ich vollkommen erschöpft bin. Das sei weder für mich noch für Lena gut. Ich sollte mich auch um mich kümmern, gerade weil ich für Lena stark bleiben müsse. Und sie zieht einen schönen Vergleich, der mir besonders im Gedächtnis geblieben ist: »Sie erinnern sich doch sicher, dass man im Flugzeug bei unerwartetem Druckabfall zuerst sich selbst helfen und die Sauerstoffmaske aufziehen soll. Erst dann soll man Älteren oder Kindern helfen. Wenn Sie als Erwachsener aufgrund von mangelnder Sauerstoffzufuhr ohnmächtig werden, können sie niemandem mehr helfen.«

Dies sind neue und entlastende Worte für mich. Frau Dr. E. rät mir dann auch davon ab, das Telefon Tag und Nacht anzulassen. »Lena ruft sie *auch* an, weil sie sich langweilt. Das ist nicht immer große Verzweiflung. Psychisch Kranke haben eine sehr niedrige Frustrationstoleranz. Sie müssen eine Frustration immer sofort loswerden – sie vertragen keinen Aufschub. Wenn Lena sich bei Ihnen über eine Mitpatientin oder einen Arzt beschwert, dann leiden Sie, aber Lena hat das nach zwanzig Minuten schon wieder vergessen. Lena muss Sie nicht nachts um drei Uhr anrufen. Wenn wirklich etwas Schlimmes passiert, dann würden *wir* Sie, notfalls auch nachts, anrufen.« Frau Dr. E. »erlaubt« mir, mich »normal« zu verhalten. Ich darf und soll Grenzen setzen, ich darf oder muss sogar auch an mich denken. Ich muss mein Leben nicht ausschließlich der Krankheit meiner Tochter widmen.

Entlastend ist auch die Abwesenheit jeglichen Vorwurfs. Die Ärztin wirft mir nicht vor, dass ich jeden Tag zu Besuch komme oder mein Handy anlasse. Sie versteht, dass meine Sorge um Lena der Grund dafür ist.

Anders ist das bei Freunden und Bekannten. Sofort erhalte ich den Rat, mich nicht so viel um Lena zu kümmern. »Lena ist bloß ein verzogenes Gör«, sagt mir eine Freundin, als ich ihr von der Diagnose erzähle. »Die ist gar nicht krank.« »Du hast sie immer viel zu sehr verwöhnt«, höre ich von einer anderen. »Eure Beziehung ist zu symbiotisch, das habe ich dir immer schon gesagt«, ist ein Satz, den ich ebenfalls oft höre. Oder: »Du kannst dich doch von Lena nicht so behandeln lassen.« »Du bist völlig inkonsequent. Mal sagst du, dass du jetzt nicht mehr ans Telefon gehst …, ihr kein Geld mehr gibst …, sie nicht mehr nach Hause fährst …, und dann tust du es doch immer wieder.« Es fällt mir schwer zu glauben, dass diese Bemerkungen immer liebevoll oder hilfreich gemeint sind. Eher schwingt eine Kritik mit, dass ich etwas falsch gemacht habe, so dass Lenas Krankheit gar nicht ausbleiben konnte, oder dass ich jetzt etwas falsch mache, das Lenas Genesung nicht hilft. Es stimmt, ich bin inkonsequent. Aber es stimmt auch, dass es sehr, sehr schwer ist, konsequent zu bleiben, wenn man seine kranke, psychotische, angstvolle, schreiende oder nach einer Zigarette wie nach einem Schuss gierende Tochter vor sich hat. Und wenn man absolut ahnungslos ist, was in so einer Situation angebracht ist.

Vielleicht reagieren andere Mütter anders auf die Erkrankung ihres Kindes. Vielleicht fällt es anderen Müttern leichter, Grenzen zu setzen. Wenn ich aber die totale Erschöpfung vieler Angehöriger sehe, habe ich da meine Zweifel. Frau Dr. E. jedenfalls macht mir keine Vorwürfe. Sie kann mich verstehen und will mir helfen. Für mich ist das Verständnis dieser Ärztin wichtig. Ich brauche jemanden, der mir die Krankheit und die Relevanz bestimmter Symptome erklärt. Auf die Frage, ob ich das Zimmer von Lena aufräumen oder alles einfach Lena überlassen solle, sagt sie: »Sie müssen sich vorstellen, dass in Lenas Kopf ein großes Chaos herrscht, das sie bedroht. Es ist unendlich anstrengend für sie, mit den vielen Impulsen, Eindrücken, Anforderungen und Geräuschen umzugehen. Menschen mit einer Schizophrenieerkrankung können diese unterschiedlichen Eindrücke nicht voneinander trennen. Sie können gedanklich nicht das Wichtige vom Unwichtigen trennen, sie können Geräusche nicht von sich fernhalten – alles drängt in gleicher Weise auf sie ein. Die Situation in Lenas Zimmer ist ein Spiegelbild dessen, was in Lenas Kopf vor sich geht. Wenn sie es aufgrund ihrer Erkrankung schon nicht schafft, die Dinge in ihrem Kopf zu sortieren, wie soll sie es in ihrem Zimmer schaffen? Und wenn Sie dann verärgert oder genervt oder streng reagieren, dann wird den vielen Störgeräuschen und Störempfindungen in Lenas Kopf noch ein weiteres Störgeräusch hinzugefügt. Das tut Lena nicht gut, sondern belastet sie zusätzlich. Vielleicht schreit Lena Sie dann an – weil sie einfach diese zusätzliche Irritation von sich fernhalten will und sich nicht anders helfen kann. Sie kann in einer akuten Psychose nicht verstehen, was Sie meinen, wenn Sie etwas unordentlich finden. Sie weiß gar nicht, wovon Sie sprechen. Sie sehen das Chaos in Lenas Zimmer und empfinden das als unangenehm. Stellen Sie sich vor, wie es sein muss, wenn dieses Chaos im eigenen Kopf vorhanden ist und man ihm hilflos ausgeliefert ist. Sie kann im Kopf nicht aufräumen und die Dinge entwirren, sie an die richtige Stelle verweisen. Wie soll sie dann verstehen, was Sie meinen oder warum Sie ›böse‹ sind, dass ihr Zimmer unordentlich ist? Was sie dann braucht, ist Ruhe und Freundlichkeit oder noch besser Reizarmut. Vergessen Sie einfach die Unordnung, konzentrieren Sie sich auf Lena, auf Ihre Beziehung zu Lena. Aber wenn Sie aufräumen wollen, dann machen Sie Lena keine Vorwürfe, nicht einmal gedanklich – sie wird es spüren. Bieten Sie ihr einen Tee an, vielleicht ein warmes Bad, und in der Zwischenzeit nehmen Sie einen Pullover nach dem anderen, falten ihn und ordnen ihn in Lenas Schrank. Mit jedem kleinen Stück Ordnung, dass Sie in Lenas Außenwelt schaffen, wird auch das Chaos in Lenas Kopf etwas geringer. Das wird nicht immer funktionieren, aber je gelassener und ruhiger Sie auf alles reagieren, was Ihnen merkwürdig oder ›unordentlich‹ vorkommt, desto mehr können Sie Lena helfen.«

Ich erzähle anderen Angehörigen und Freunden von Frau Dr. E.s Erklärungen und Empfehlungen, stelle aber überrascht fest, dass nicht alle überzeugt sind. »Lena *muss* lernen, besser für sich zu sorgen. Man kann den Kranken nicht alles abnehmen«, höre ich. »Sie verwöhnen Lena, sie kann, wenn sie es muss. Ordnung ist auch viel besser für sie.« Und Ähnliches mehr. Manche belächeln die Hinweise als naiv. Ich weiß nicht, ob die Ärztin recht hat oder nicht, aber ich weiß, dass mir das Gespräch mit ihr bis heute zu mehr Verständnis für die Erkrankung verholfen und zusätzliche Verhaltensmöglichkeiten gezeigt hat. Wann immer Lena aufgeregt reagiert, schreit, sich über Lärm am Nebentisch im Restaurant oder über meinen aggressiven Ton beschwert, versuche ich ruhig zu reagieren, gehe auf das Gefühl ein, zeige Verständnis, dass sie sich aufregt, dass es sie stört oder kränkt. Ich schlage ihr vor, das Restaurant zu verlassen, ich sage ihr, dass es mir leidtut, wenn sie meinen Ton als aggressiv empfindet. Ich bin überzeugt davon, dass es ihr hilft, wenn ich ihr Gefühl bestätige und nicht darauf beharre, dass der Lärm gar kein Lärm sei, dass ich gar nicht geschrien habe oder dass ihr Zimmer doch einfach ordentlicher sein müsse. Natürlich schaffe ich das nicht immer, aber wenn ich in der Lage bin, so mit Lenas Empfindungen umzugehen, tut es uns beiden gut.

Auch ein junger Assistenzarzt hat mir mit seinem behutsamen Umgang mit Lena geholfen. Als ich ihn eines Abends rufen lasse, weil meine Tochter schluchzend über unerträgliche Schmerzen im Gesicht klagt, lässt er sich von Lena schildern, was ihr weh tut. Am Bettrand sitzend, nimmt er ihre Hand und fragt, ob sie einen Pfefferminztee wolle. Er redet ruhig und geduldig mit ihr, fragt, wo genau der Schmerz sei und ob sie eine Schmerztablette oder es erst mit dem Tee versuchen wolle. Und ob vielleicht doch das Fenster ein bisschen geöffnet werden könne, frische Luft würde oft helfen. Auf Lenas heftiges Weinen, dass, nein, auf keinen Fall das Fenster geöffnet werden dürfe und auf jeden Fall die Jalousien unten bleiben müssten – das helle Licht tue auch weh –, reagiert er freundlich. Ja, die Jalousien blieben unten, ob er jetzt den Tee holen solle. Und ob sie ihn lieber mit Zucker oder ohne trinken würde. Ich bin fassungslos. Meine Tochter weint vor Schmerzen, und der Arzt erzählt etwas von frischer Luft und Pfefferminztee. Ist er inkompetent? Nimmt er Lena nicht ernst? Aber während ich noch entsetzt bin, merke ich, dass Lenas Schluchzen allmählich aufhört, dass sie über den Zucker im Tee nachdenkt – lieber Süßstoff – und dass sie merklich müder wird. Sie hat sich beruhigt und die Schmerzen scheinen nachgelassen zu haben. Später unterhalte ich mich mit dem Arzt, und er erklärt mir, dass Lena im Gesicht vermutlich keine Schmerzen habe, die auf eine körperliche Ursache zurückzuführen seien.

Aber warum sie dann so weine und es ihr doch erkennbar schlechtgehe? Er erklärt, dass Lena subjektiv tatsächlich Schmerzen empfinde, dass sie vielleicht ein anderes Gefühl als Schmerz bezeichne, weil ihr kein besserer Begriff zur Verfügung stehe. Das Schlechteste sei nun, ihr zu erklären, dass sie keine Schmerzen haben könne. Das würde zu ihrer Verwirrung beitragen und das Schmerzempfinden noch verstärken. Er habe einfach versucht, ihr Gefühl ernst zu nehmen, ihre Hand zu streicheln, ein paar Linderungsvorschläge zu machen, sie gedanklich von den Schmerzen wegzubringen, indem sie sich mit der Frage von Tee oder geöffnetem Fenster beschäftigen musste. Sie solle merken, dass jemand versucht, ihr Linderung zu verschaffen. Sehr viel mehr könne man nicht machen. Sicher könne er ihr sofort ein starkes Medikament zur Beruhigung geben, aber er würde es zunächst immer mit freundlichen Worten, einer sanften Berührung oder eben mit einem Tee versuchen. Und indem er ihr Vorschläge mache, mit denen sie sich gedanklich beschäftigen müsse, würde er ihre Konzentration von dem schmerzenden Gesicht auf etwas anderes lenken. Das würde häufig helfen. Ich habe beobachten können, dass es Lena half. Nachdem sie den Tee getrunken hatte, schlief sie ruhig ein.

»Gehen Sie bitte!«

Als ich Lena eines Tages besuchen will, sitzt sie ruhig im Aufenthaltsraum und unterhält sich. Ich gehe auf sie zu und will sie, wie immer, mit einer Umarmung begrüßen, da reicht sie mir höflich die Hand und betrachtet mich mit einem distanzierten und kühlen Blick. »Wen wollen Sie besuchen?«, fragt sie streng. »Die meisten sind hier gerade in der Schule.« Ich erstarre. »Lena, ich bin es doch, Mami, ich hatte doch gesagt, dass ich heute komme.« Ich versuche ihre Hand zu nehmen, was sie aber bestimmt abwehrt. »Sie können ja einen Moment bleiben und sich hierhin setzen«, sagt sie ruhig und weist auf einen Sessel, weit von sich entfernt. »Ich warte auch auf meine Mutter, die wollte mich heute besuchen.« Ich setze mich. Der durchdringende Blick, mit dem Lena mich mustert und auf Distanz hält, lässt ein Grauen in mir hochsteigen. Es wäre weniger schlimm, wenn sie toben und schreien würde. Aber diese höfliche Ruhe und der starre, fixierende Blick sind mir unheimlich. Ich weiß nicht, wie ich reagieren soll. Um die Situation zu entspannen, beginne ich, einen Wecker auszupacken, den sie sich gewünscht hatte. Lena nimmt ihn in die Hand, betrachtet ihn von allen Seiten und gibt ihn mir dann höflich zurück. »Nun packen Sie den Wecker ein und nehmen ihn wieder mit. Und dann können Sie nach Hause gehen. Gehen Sie jetzt bitte!« Ihr Ton wird streng. Sie schaut mir gerade in die Augen, dreht sich um und verlässt den Raum. Ich bleibe wie erstarrt sitzen, und mir kommen die Tränen. Aber der finstere Blick, den Lena mir zuwirft, als sie sich umdreht, zwingt mich, aufzustehen und den Raum zu verlassen. Ich habe das Gefühl, mein Blut gefriert mir in den Adern. Lange sitze ich danach weinend im Auto.

Aber ich lerne auch die bunte und kreative Seite einer Psychose kennen. Lena und die anderen jungen Patienten müssen in die Schule gehen. Im Geschichtsunterricht bekommt Lena die Aufgabe, einen Vortrag über die Aborigines zu halten. Selbst die Lehrerin ist beeindruckt, als Lena ihren fünfzehnminütigen Vortrag in der Sprache der Aborigines hält. Es gelingt Lena beinahe, den Eindruck zu erwecken, als ob sie die Sprache der Aborigines wirklich beherrscht. Auch in anderen Phasen zeigt sich die ungeheure Kreativität, die in dieser Krankheit steckt oder die durch diese Erkrankung intensiviert wird. An manchen Tagen sind alle Flure des alten Klinikgebäudes mit bunten, expressionistischen und verstörenden Bildern von Lena behängt. Sie malt aufgeklappte Köpfe in explodierenden Farben, aus denen Bänder in vielen Farben flattern. Ein immer wiederkehrendes Sujet sind Hände, die mit bunten Bändern umwickelt sind, und die von großen Augen, die an die schwarz umrandeten Augen indischer Tänzerinnen erinnern, beobachtet werden. Die Bilder sind schön, aber sie erzeugen auch ein Grauen in mir. Ich kann etwas von Lenas Verstörung verstehen, wenn ich ihre Bilder sehe.

An Lenas Stationsärztin haben wir weniger gute Erinnerungen. Sie setzt Lena unentwegt Untersuchungen aus. Vielleicht ist es wichtig für die Forschung, aber es ist auf jeden Fall eine Belastung für meine Tochter. Einen besonders nachhaltigen Eindruck hinterlässt ein Intelligenztest, den Lena in einem Zustand großer Verwirrung über sich ergehen lassen muss. Als Ergebnis bekommt Lena mitgeteilt, dass sie einen sehr niedrigen IQ habe. Lena ist verzweifelt und ruft mich schluchzend an. Darauf angesprochen, bestätigt die Ärztin das Testergebnis. Ich bin wütend. Ist es wichtig, herauszufinden, ob Schizophrene gut in Intelligenztests abschneiden? Und welchen Beitrag zu Lenas Gesundung soll ihr die Mitteilung des Testergebnisses bringen? Und welche Verlässlichkeit kann ein Test haben, der bei einem Menschen durchgeführt wird, dessen kognitives Denken und Konzentrationsfähigkeit erheblich gestört sind? Ich weiß nicht, worunter Lena jahrelang mehr leidet, unter der furchtbaren Diagnose Schizophrenie oder unter dem Etikett »dumm«. Ich erkläre ihr, dass der Test etwa so sinnvoll sei wie ein Test, der meine Schnelligkeit im 100-m-Lauf prüfen würde, nachdem ich gerade eine Bandscheibenoperation hinter mir hätte. Aber dieses Thema lässt sie jahrelang nicht los.

Warum tun Ärzte Patienten so etwas an? Denken sie nicht nach? Wissen sie nicht, was bestimmte Bemerkungen auslösen können? Ein befreundeter Arzt eines großen psychiatrischen Krankenhauses erklärt mir 1997, dass diese Intelligenztests – leider – immer noch bei Patienten gemacht würden. In seiner Klinik habe er sie abgeschafft, zum einen wegen der möglichen negativen Auswirkungen auf die Patienten, wie man bei Lena sehen könne, und zum anderen, weil der Intelligenzquotient bei einem Menschen in einer akuten Psychose kaum eine Rolle spiele. Auch intelligente Menschen könnten in einer Situation der kognitiven Störung ihre Intelligenz nicht nutzen.

Ich mache auch meine eigenen Erfahrungen mit der Psychiaterin. Frau D. ist eine fleißige Leserin, auf ihrem Schreibtisch liegen stets große Stapel von Fachbüchern. Eine kurze Wartezeit vor der gemeinsamen Therapiestunde nutze ich, um einen Blick darauf zu werfen. Anschließend bitte ich sie, mir die Titel von zwei Büchern zu nennen, die ich interessant finde. »Ach, Frau Berg-Peer«, sagt sie in freundlichem, aber herablassendem Ton. »So etwas müssen Sie doch nicht lesen. Das ist nur etwas für Fachleute. Versuchen Sie lieber, sich in Ihre Tochter hineinzufühlen.« Hineinzufühlen? Wie kann ich mich in einen psychisch kranken Menschen hineinfühlen, wenn ich nichts darüber weiß, wie diese Krankheit »von innen« aussieht? Ist es nicht notwendig, sich über psychische Erkrankungen zu informieren, um den Gesundungsprozess sinnvoll unterstützen zu können? Und dann werde ich wütend. Wie kommt diese junge Frau dazu, mir vorzuschreiben, auf welche Art ich mit Lenas Krankheit umgehe?

Ich habe auch gute und einfühlsame Psychiater erlebt. Und ich habe mühsam gelernt, dass wir Angehörigen nicht jedes Wort eines oft auch überlasteten Psychiaters auf die Goldwaage legen sollten. Aber gerade dann, wenn wir erst kürzlich von der psychischen Erkrankung eines Kindes erfahren haben, wenn unser Leben in seinen Grundfesten erschüttert ist und wir auf Information, Hilfestellung und Empathie angewiesen sind, sollten Psychiater und Therapeuten *ihre* Worte durchaus auf die Goldwaage legen. Trotz allem habe ich auch von Frau D. etwas gelernt. Im Laufe der gemeinsamen Therapiestunden fragt sie mich, warum ich denn nie eine Beschwerde über Lena äußere. Ich bin erstaunt. Warum soll ich mich beschweren, wenn Lena doch so schwer krank ist? »Andere Eltern schimpfen heftig über ihre Kinder, sie nehmen kein Blatt vor den Mund, sie beschweren sich. Oft schreien sich Eltern und Kinder in der Therapiestunde an. Sie sind zu kontrolliert, Frau Berg-Peer. Sie sollten sich einfach gehen lassen und Lena deutlich mit dem konfrontieren, was Sie stört.« Ich kann ihr nicht glauben. Das soll für Lena gut sein? Und spielt es denn in dieser Situation überhaupt eine Rolle, ob ich mich über Lena ärgere? Das arme Kind kann doch nichts dafür, sie ist doch krank. Darauf muss ich doch Rücksicht nehmen. Nein, erklärt mir Frau D., Lena würde es ohnehin spüren, wenn Spannung im Raum stünde. Es sei besser, auszusprechen, was mich stört, als meine Empfindungen zu unterdrücken. Heute weiß ich, dass sie in diesem Punkt recht hatte, aber damals verstand ich nicht, warum das offene, möglicherweise sogar lautstark ausgetragene Aussprechen von Differenzen gut sein sollte, vor allem für einen kranken Menschen. Damals war ich noch bemüht, jede abweichende Meinung oder Kritik zu vermeiden, um die Harmonie oder die Ruhe in unserer Beziehung nicht zu gefährden.

Leider habe ich in den ganzen Jahren danach keine Psychiater mehr getroffen, die mir etwas zu diesen Themen gesagt haben. Das ist schade. Mit etwas mehr Einfühlungsvermögen und Mühe könnten behandelnde Ärzte uns Angehörige zu wichtigen Kooperationspartnern machen. Wir Angehörigen »behandeln« unsere Kinder ebenfalls, auch wenn sie und wir uns das nicht ausgesucht haben. Es wäre doch für die Genesung unserer Kinder sinnvoll, wenn uns wenigstens ein Mindestmaß an Aufklärung zuteilwürde.

Keine Hilfe für Angehörige

1997 bin ich vollkommen überlastet, habe Angst vor der Zukunft und fühle mich dem medizinischen Apparat ausgeliefert. Ich weiß nicht, wie es mit Lena weitergehen wird. Wenn ich nur die richtigen Ärzte, Therapeuten oder Institutionen fände, dann könnte Lena geholfen werden – glaube ich. Allerdings ist es 1997 noch sehr schwierig, sich Informationen über Therapieverläufe und Behandlungsalternativen zu besorgen. Ich bin schon froh, dass ich den Rat einer Angehörigen erhalte, mir selbst einen Therapeuten zu suchen.

Aber mir fehlen nicht nur Informationen, ich würde mir auch mehr Unterstützung von Freunden und Familie wünschen. Viele Freunde ziehen sich zurück, vielleicht fällt es ihnen schwer, mit unserer neuen Situation umzugehen. »Ich komme gerne Weihnachten zu dir, das wäre doch schön, wenn wir zusammen feiern. Ich bringe auch etwas mit«, sagt fröhlich eine alte Freundin zu mir. Als sie erfährt, dass Lena auch da sein wird, hat sie keine Lust mehr zu kommen. »Das wird dann immer so schwierig, wenn Lena dabei ist.« Und wenige meiner alten Freunde, die Lena von Geburt an kennen, besuchen Lena im Krankenhaus. Dabei wäre es so wichtig für sie, nicht immer nur die Mutter zu sehen, sondern auch die Zuneigung anderer vertrauter Menschen zu spüren. Und für mich wäre es eine große Entlastung, wenn ich an einem Tag in der Woche nicht ins Krankenhaus gehen müsste. Vielleicht habe ich zu wenig um Hilfe gebeten. Vielleicht haben viele auch Angst. Angst vor dem schlimmen Wort »Schizophrenie«. Niemand möchte bei einer Geburtstagseinladung einer Person wie Jack Nicholson in *Shining* begegnen (auch wenn Lena ebenso wie andere psychisch Kranke nicht einmal in wirklich schwierigen Phasen diesen Filmklischees entspricht). Viele Angehörige berichten, dass sich Freunde und Familie entfernen, wenn eine psychische Krankheit diagnostiziert wird. »Da trennt sich die Spreu vom Weizen«, sagt eine Mutter zu mir. »Man weiß dann, wer die wirklichen Freunde sind. Aber man gewinnt auch neue Freunde hinzu.« Ein großes Glück ist es, dass Lenas Freunde ihr die Treue halten. Viele ihrer Freundinnen aus der Kindergartenzeit besuchen sie und erkundigen sich bei mir nach ihrem Zustand.

Ob ich geholfen hätte, wenn in meiner Familie oder bei engen Freunden so eine Krankheit ausgebrochen wäre? Mit meinen Erfahrungen und meinem Wissen um die unendliche Belastung glaube ich, dass ich es getan hätte. Aber ohne diese Erfahrung? Ich hoffe es.

Was ist, wenn ich nicht mehr lebe?

Große Sorgen mache ich mir darum, was aus Lena wird, wenn ich nicht mehr lebe. Wer wird für sie da sein, wer hört ihr zu, wer schützt sie? Ich hoffe, dass sie genügend Freunde haben wird, die dauerhaft für sie da sein werden, wenn sie es braucht. Dass sie das vorhandene Unterstützungssystem kennt und die Menschen, die ihr jetzt helfen, ihr dann weiterhin eine Stütze sein werden. Aber ganz lässt mich die Sorge nie los. Lena will das nicht hören, sie ist empört. »Ich bin doch kein Sozialfall, um den man sich kümmern muss. Niemand muss sich um mich kümmern, der dazu keine Lust hat. Die sind doch auch mit ihrem eigenen Leben beschäftigt.« Recht hat sie. Sie ist vernünftiger als ich. Dennoch glaube ich, dass es auch an der Schizophrenie liegt, wenn sich das Umfeld zurückzieht. Niemand würde einen Menschen im Rollstuhl ausschließen, jeder würde sich für einen krebskranken Verwandten interessieren. Nur psychisch Kranke scheinen mit einem Makel behaftet zu sein.

Ordnung herstellen

Eine psychische Erkrankung bricht wie eine Naturgewalt in eine Familie ein. Alles gerät in Unordnung. Nicht nur Erkrankte leiden unter dem Chaos in ihrem Kopf – auch für Angehörige ist die Ordnung ihres Lebens zerstört. Alle Pläne erscheinen gescheitert. Der Alltag gerät durcheinander. Die Unsicherheit über den Verlauf von Lenas Krankheit erfasst alles, was ich tue, was ich denke und wie ich mit anderen Menschen kommuniziere. Es gibt keine Verhaltensanleitung für Angehörige. Es gibt kein Vorbild. Was darf ich, was mache ich richtig, was falsch? Darf ich überhaupt ein normales Leben weiterleben? Kann ich mich am Leben freuen? Darf ich ein neues Kleid kaufen, zur Kosmetikerin gehen, mich verlieben oder in Urlaub fahren? Ich frage mich, ob ich angesichts der Brutalität dieser Krankheit und des Leidens von Lena nicht auch auf alles verzichten sollte, was »normal« ist.

Vielleicht ist es ein Glück für mich, dass meine Arbeit mich zur Normalität zwingt. Ich muss funktionieren. Ich muss morgens aufstehen, muss passend gekleidet sein, darf nicht mit verheulten Augen und ungeschminkt auftreten. Ich muss mich auf andere Menschen und deren Probleme konzentrieren. 1997 sehe ich das kaum als Glück: Ich wünsche mir, dass ich das alles nicht müsste. Ich will diese Zwänge los sein, mich in meiner Wohnung verkriechen und nur herauskommen, um mich um Lena zu kümmern. Und ich will wieder Ordnung herstellen. In meiner neuen Wohnung stapeln sich in einem Zimmer auch nach sechs Monaten immer noch Möbel und ungeöffnete Umzugskisten. Mit einem 16-Stunden-Tag komme ich nicht dazu, endlich auszupacken und das Zimmer einzurichten. Ich bin zu erschöpft, ich schaffe es gerade, meine beruflichen Aufgaben mit Besuchen bei Lena zu verbinden – mehr ist einfach nicht möglich. In dieser Zeit entwickelt sich ein großes Bedürfnis in mir, aufzuräumen. Ich habe in allen Bereichen den Wunsch, der Unordnung entgegenzutreten. Ich muss das Chaos eindämmen. Ich will wieder Kontrolle über mein Leben gewinnen.

Auch bei meinen Besuchen in der Jugendpsychiatrie habe ich das Bedürfnis, Ordnung zu schaffen. Ich will die Jugendlichen daran hindern, sich anzuschreien. Ich beginne, die Jalousien hochziehen, damit die Sonne ins Zimmer kommt. Ich leere Aschenbecher, rücke Zeitschriften gerade, lege die Fernbedienung vor den Fernseher und ermahne Lena, die Asche nicht auf den Boden fallen zu lassen. Ich glaube, dass diese äußere Ordnung für die Jugendlichen wichtig sein muss. Und dass ein freundlicherer Umgangston ihnen den Aufenthalt dort angenehmer machen würde. Damals haben die Psychiaterinnen sicher messerscharf erkannt, dass ich ein kontrollbedürftiger Mensch bin. Aha, werden sie gesagt haben, kein Wunder. Sie kann die Tochter nicht loslassen, sie will die Kontrolle über sie nicht verlieren. Vielleicht haben sie damit recht. Aber vielleicht ist es auch nur mein verzweifelter Versuch, Struktur in eine chaotische Situation zu bringen. Ich muss Lenas innerem Chaos und dem Chaos, das in mein Leben eingebrochen ist, eine äußere Ordnung entgegensetzen. Ich war nie ein ordentlicher Mensch, es war immer eher eine Strafe für mich, aufzuräumen. Aber jetzt brauche ich das Aufräumen für mich. »Lassen Sie doch die Sachen liegen und gehen Sie mit Ihrer Tochter den Gang auf und ab«, sagt eine Schwester, die meine hektischen Ordnungsversuche im Fernsehraum beobachtet. Es ist ein gutgemeinter Rat, aber damals kann ich ihn noch nicht annehmen. Das können die doch nicht einfach so laufen lassen, denke ich. Natürlich sind alle meine Ordnungsmaßnahmen etwa so erfolgreich wie der Versuch, das Meer daran zu hindern, über den Strand zu spülen.

Lena beansprucht mich Tag und Nacht. Ich weiß noch nicht, dass ihre Beschwerden nicht immer wörtlich zu nehmen sind. Niemand erklärt mir, dass diese verbalen Ausbrüche gegen Mitpatienten, Schwestern oder Ärzte auch der niedrigen Frustrationstoleranz zuzuschreiben sind. Jedes kleine Ärgernis wird für Lena zu einem Drama. Ich weiß auch noch nicht, dass Schizophreniekranke dazu neigen, anderen Menschen eher negative Absichten zu unterstellen, und dass sie schnell glauben, jemand sei gegen sie und wolle ihnen schaden. Ich identifiziere mich mit Lena und bin ebenfalls schnell aufgeregt. Allmählich bekomme ich aber mit, dass sich Lena auch über mich beschwert. Auch ich behandele sie schlecht. Warum erzählt Lena, dass ich sie permanent anschreie, dass ich mit ihr schimpfe? Erst viel später lerne ich, dass psychisch kranke Menschen extrem feine Sensoren haben, mit denen sie auch die kleinste Irritation in der Stimme oder auch der Mimik ihres Gegenübers registrieren. Wenn ich mit ruhiger Stimme, aber innerlich leicht verärgert oder auch nur angespannt sage, dass sie ihren Teil des Zimmers aufräumen solle, dann nimmt sie die leichte Verärgerung oder Anspannung verstärkt wahr. Eine gerunzelte Stirn kann sich für sie zu einer bitterbösen Fratze verzerren. Eine leichte Anhebung der Stimme ist für sie ein Schreien. Sie nimmt alle Lebensregungen in ihrer Umgebung intensiver und verzerrt wahr. Anfangs reagiere ich mit Unverständnis darauf, dass Lena mir oder auch anderen Menschen gegenüber behauptet, ich würde »schimpfen« oder »schreien«. Ich habe das Bedürfnis, das richtigzustellen, ich schäme mich. Ich sage ihr, dass doch nicht stimme, was sie über mich erzählt. Ich frage mich, warum sie »Lügen« über mich verbreitet. Ich ärgere mich über Lena. Es ist mir peinlich vor Freunden, wenn Lena dort über mein negatives Verhalten berichtet. Ich bin doch keine Mutter, die schreit oder ihre Tochter ungerecht beschuldigt!

Damals beginne ich nach Zeichen von Skepsis in den Gesichtern meiner Freunde zu suchen. Sie glauben mir nicht wirklich, habe ich das Gefühl. Sie verstehen, dass ich mich verteidigen muss, aber andererseits hat Lena das doch so ruhig und verständig mitgeteilt, dass es sehr glaubwürdig klingt. Psychisch Kranke können so vernünftig und klar argumentieren, dass es schwer ist, ihnen keinen Glauben zu schenken. An einem Verrückten erschreckt uns am meisten die vernünftige Art, auf die er sich unterhält, habe ich bei Anatole France gelesen. Diese »vernünftige« Art hindert uns daran, die Krankheit zu erkennen, wenn wir noch keine Erfahrung mit ihr haben. Und diese »Vernunft« erschreckt uns nicht nur, sondern wir beginnen auch an unseren eigenen Wahrnehmungen zu zweifeln. Wahnsinn ist ansteckend.

Lena ist nun schon seit mehreren Monaten in der Jugendpsychiatrie. Ihr Zustand verschlechtert sich von Woche zu Woche. Ich beginne zu zweifeln, ob es richtig ist, sie länger dortzulassen. Aber mir wird erklärt, dass eine anfängliche Verschlechterung normal sei. Lena sei so schwer krank, dass es dringend geboten sei, sie weiter in der Klinik zu behalten. Ich bin hin- und hergerissen zwischen dem Wunsch, Lena nach Hause zu holen, und der Angst, damit einen Fehler zu machen. Vielleicht wäre eine selbstbewusstere Mutter mit klaren Standpunkten anders damit umgegangen und hätte ihre Tochter auch gegen den Willen der Ärzte nach Hause geholt. Ich hatte nicht den Mut dazu. Heute mache ich mir Vorwürfe deswegen. Es tröstet mich ein wenig, dass es nicht nur mir so geht. In Joyce Carol Oates' Buch über den Tod ihres Mannes fragt sich die Autorin ständig, ob sie falsche Entscheidungen getroffen hat, ob sie den Ärzten zu sehr vertraut hat und ob die Krankheit ihres Mannes anders verlaufen wäre, wenn sie eine andere Klinik gewählt hätte. Auch sie packt das Entsetzen darüber, dass ihr Mann plötzlich verwirrt ist, dass er nicht mehr er selbst ist. Auch sie hat das Bedürfnis, Ordnung zu schaffen, das Chaos einzudämmen. Ebenso wie ich hat auch Oates Angst davor, sich durch Kritik die Schwestern zum Feind zu machen.

Ich kämpfe an vielen Fronten. Auch Lena darf ich mir nicht zum Feind machen, indem ich ihre Forderungen ablehne. An manchen Tagen schreit sie mich an, weint und beschimpft mich. An anderen Tagen bin ich die liebste und beste Mutter auf der ganzen Welt. Sie fleht mich an, sie aus dem Krankenhaus zu holen. Manchmal ist sie kaum ansprechbar, oft ist sie traurig, und sie weint viel. Sie mag die Ärztinnen und Pfleger nicht. Sie vermisst ihre Freunde. Da sie auf einer geschlossenen Station lebt, können diese nicht so oft kommen, wie sie es gerne hätte. Es ist ihr peinlich, wenn Besucher an der Tür klingeln müssen und dem strengen Blick des Pflegepersonals ausgesetzt sind, bevor sie zu ihr gelassen werden. Ich habe mich oft gefragt, warum so viele Schwestern auf geschlossenen Stationen so wenig freundlich reagieren, wenn jemand an der Stationstür klingelt.

Es ist erschreckend, wie sehr Lena sich äußerlich verändert hat. Schon in den ersten zwei Monaten hat sie über dreißig Kilo zugenommen. Ihr Gesicht ist aufgedunsen, das schöne lange Haar fettig und verzottelt. Ihre Pullover haben Löcher, und die Jeans sind kunstvoll mit Kugelschreiber bemalt, so dass der blaue Stoff kaum mehr zu erahnen ist. Sie entwickelt merkwürdige Angewohnheiten. Es ekelt mich, dass sie mit ihrem Mund unentwegt Spuckebläschen bildet, und ich bitte sie erfolglos, damit aufzuhören. Ihre Bewegungen werden eckig. Sie kichert oft albern vor sich hin, und sie schlingt unendliche Mengen Essen in sich hinein. Es ist unappetitlich, ihr dabei zuzusehen. Ich beginne mich für Lenas Aussehen zu schämen. Als sie die Jugendpsychiatrie das erste Mal verlassen darf, verabreden wir uns am Wittenbergplatz. Als Lena aus dem U-Bahnhof kommt und auf mich zugeht, schäme ich mich. Sie hat trotz Sommerwetter eine dicke Pudelmütze auf und trägt einen schmutzigen Kapuzenpullover. Ihre zu engen, zerrissenen Hosen hängen über löchrigen Turnschuhen bis auf den Boden. Auf dem Rücken hat sie einen Rucksack, der wie für einen Extremurlaub vollbepackt ist. Ihr Gesichtsausdruck ist finster. Ich hasse mich für meine Scham, aber ich sehe die Blicke der anderen Menschen. Es ist mir peinlich. Ich verstehe nicht, weshalb Lena sich äußerlich so verändert hat. Warum kann sie sich nicht ein bisschen pflegen? Warum wäscht sie sich nicht? Warum bemalt sie ihre Hosen und schneidet Löcher hinein? Und warum zieht sie diese schreckliche, schmutzige und zerlöcherte Mütze so tief ins Gesicht? Kann sie nicht das meiste aus dem Rucksack in der Psychiatrie lassen? Oft mache ich ihr zu der Zeit Vorhaltungen, kaufe ihr neue Hosen oder Pullover, damit sie nicht so »schlimm« herumläuft. Aber schon nach einer Woche sehen die neuen Kleidungsstücke wieder total abgerissen aus.

Ich weiß damals noch nicht, dass Schizophrenie zu dieser Art von Verwahrlosung führen kann. Und dass bestimmte Neuroleptika zu vermehrtem Speichelfluss führen. Lena kann das nicht regulieren, und die Bläschenbildung ist vielleicht ein Versuch, ein unangenehmes Gefühl zu mindern. Neuroleptika können sich auch auf die Motorik auswirken. Eckige Bewegungen, Herumgezappel, Nervosität – wie oft habe ich Lena gebeten, damit aufzuhören. Vor allem aber der unbändige Appetit wird durch diese Medikamente hervorgerufen. Es tut mir leid, dass ich Lena oft gesagt habe, sie solle doch nicht so in sich hineinschlingen.

Erst Wochen später erklärt mir die Oberärztin, mit der ich bereits über das Thema Unordnung gesprochen hatte, wie es zu dieser Verwahrlosung kommt. »Das schlimme und verstörende Chaos in Lenas Kopf zeigt sich zunächst darin, dass sie auch keine ›Ordnung‹ an ihrem Körper herstellen kann. Sie kann sich nicht die Nägel schneiden, ihre Füße waschen oder die Zähne putzen – es sei denn, wir fordern sie direkt dazu auf und bleiben neben ihr stehen, bis sie das erledigt hat. Sie vergisst es, weil sie so damit beschäftigt ist, den kreisenden und drängenden Gedanken, Figuren, Geräuschen und Gerüchen in ihrem Kopf zu folgen. Das Nächste ist ihre Kleidung – auch diese bildet durch Löcher, Schnitte und extreme Bemalungen das Chaos in ihrem Kopf ab. Und dann die äußere Umwelt – sie ist ebenfalls ein Ausdruck dessen, was in Lenas Kopf passiert. Achten Sie nicht darauf, konzentrieren Sie sich auf die Beziehung zu Lena. Es ist unwichtig, wie sie im Moment aussieht.«

Frau Dr. E. rät mir dann, Lena schöne Kosmetika zu schenken: ein Schaumbad, eine Gesichtscreme, eine Bodylotion. Es klingt vielleicht absurd, angesichts einer so schlimmen Erkrankung an Gesichtscreme und Schaumbad zu denken. Aber ich weiß heute, dass es stimmt. Ich kann an der Länge von Lenas Fingernägeln sehen, ob sie sich auf dem Weg in eine Psychose befindet. In gesunden Zeiten knabbert sie an den Fingernägeln, die entsprechend kurz sind. Wenn ihre Nägel lang und schmutzig werden, weiß ich, dass eine schwierige Phase bevorsteht. Und ich weiß, dass es ein gutes Zeichen ist, wenn Lena wieder liebevoll mit ihrem Körper umgehen kann, wenn sie sich über ein warmes Schaumbad freut, wenn sie sich im Krankenhaus von mir eine schöne Gesichtscreme wünscht. Sie kann dann wieder für sich sorgen. Es bricht mir fast das Herz, wenn ich sehe, wie sich aus einer wachen, intelligenten, attraktiven Lena eine finstere, wütende, verwahrloste junge Frau entwickelt.

1998 | Spagat zwischen Fürsorge und Beruf

Als Lena die ersten Male Ausgang hat und nach Hause kommen kann, freuen wir uns beide. Allerdings merke ich schnell, dass es, zumindest für mich, keine Entlastung bedeutet, im Gegenteil. Ich hatte mich daran gewöhnt, am Wochenende oder unter der Woche keine Freunde mehr zu besuchen, weil die wenige verbleibende Zeit für Krankenhausbesuche reserviert ist. Aber mir blieb am Wochenende Zeit, früh ins Bett zu gehen und auszuschlafen. Das verändert sich mit dem Moment, in dem Lena Ausgang bekommt. Ich könne sie bereits morgens um acht abholen, erklärt sie fordernd. Sie ist froh, dem Krankenhaus endlich eine Zeitlang den Rücken kehren zu können. Den Wunsch kann ich ihr natürlich nicht abschlagen. Und auf die Idee, sie erst um zehn abzuholen, komme ich nicht. Also heißt das, bereits am Freitagabend einzukaufen und am Samstag früh aufzustehen und loszufahren.

Zu Hause komme ich nicht zur Ruhe. In unserer Dachgeschosswohnung achte ich ständig darauf, dass alle Fenster und vor allem die Terrassentür fest verschlossen sind, wenn Lena da ist. Was immer ich tue, unterbreche ich, um nachzusehen, was sie gerade macht. Wenn es in ihrem Zimmer eine Weile still ist, muss ich unter einem Vorwand hineingehen.

In der Nacht schrecke ich bei jedem Geräusch hoch. Wie viele psychisch Kranke kann Lena nachts nicht gut schlafen und läuft unruhig durch die Wohnung. Wann immer ich sie höre, gerate ich in Panik und muss schnell nachsehen, was sie tut. Vorsichtig verschließe ich die Wohnungstür und hoffe, dass Lena das nicht mitbekommt. Ich bin in permanenter Alarmbereitschaft. Wenn ich Lena zum Essen in ein Restaurant einlade, folge ich ihr aufs Klo, aus Angst, dass sie verschwindet oder vielleicht Drogen nimmt. Am Sonntag muss sie erst um 18 Uhr wieder im Krankenhaus sein, und selbstverständlich will sie keine Minute früher dorthin. Ebenso selbstverständlich entspreche ich ihrem Wunsch. Wenn ich um 19 Uhr todmüde vom Krankenhaus zurückkomme, kann ich gerade noch die Sachen für die nächste Reise packen oder eine Bluse bügeln und falle dann ins Bett.

Noch schlimmer wird es, als Lena das Krankenhaus verlassen darf und wieder ganz bei mir wohnt. Die Angst und die Verantwortung vervielfachen sich.

Es dauert fünf Monate, bis endlich eine Tagesklinik gefunden ist. Lena ist immer noch erschöpft und leicht nervös, schafft es aber, morgens pünktlich zu erscheinen. Sie findet Freundinnen, geht dort in die Schule und hat einen geregelten Tagesablauf. Leider beginnen bald auch wieder ihre Klagen. Sie mag ihre Ärzte nicht, die anderen Schüler sind unfreundlich zu ihr, das Essen ist schrecklich. Nach ein paar Monaten will sie morgens nicht mehr in die Tagesklinik gehen, und ich mache mir wieder Sorgen. Der Leiter der Tagesklinik wehrt jeden Versuch, mit mir über Lenas Unzufriedenheit zu reden, ab. Wie soll es weitergehen, wenn ich sie aus der Tagesklinik nehme? Für psychisch Kranke ist nicht die Krankheit allein schlimm. Wer einmal aus der »normalen« schulischen und beruflichen Laufbahn herausgeworfen wird, hat es schwer, wieder Anschluss zu finden. Wo kann sie wohnen? Welche Schule nimmt ein junges Mädchen, das über 18 ist und gerade aus der Psychiatrie kommt?

Eines Abends klingelt das Telefon. »Ich nehme Lena mit nach Rhodos«, sagt meine Schwiegertochter Emma. »Der Vater einer Freundin hat da ein Ferienhaus und wir fahren alle zusammen hin. Lena kommt einfach mit, dann kann sie mal eine Weile aus dieser Tagesklinik weg. Am Sonntag fliegen wir.« Mir kommen die Tränen. Seit September 1996 ist es das erste Mal, dass mir jemand praktische Hilfe bei Lena anbietet. Das werde ich Emma und meinem Sohn nie vergessen.

Lena ist begeistert. Der Leiter der Tagesklinik hingegen ist empört und hält mir vor, Lenas Gesundheit, ja ihr Leben, aufs Spiel zu setzen. Er setzt mir dermaßen zu, dass Lena und ich schließlich weinend aus der Tagesklinik fliehen. Er ruft uns noch über den Parkplatz nach: »Es ist verantwortungslos, Lena jetzt hier wegzuholen. Sie wird einen schlimmen Rückfall erleiden, und das haben Sie dann zu verantworten. Aber natürlich würden wir sie dann wieder aufnehmen.«

Die Reise nach Rhodos ist die erste Entscheidung, die wir nach der Diagnose »Schizophrenie« gegen den Willen der Ärzte treffen. Lena traut sich die Reise zu, warum soll ich es dann nicht auch tun? Ratschläge von Freunden sind dabei wenig hilfreich. »Das kannst du doch nicht machen, das ist doch extrem gefährlich!« Nur von Angehörigen anderer Patienten werde ich ermutigt. »Das ist schön von Ihren Kindern, dass sie Lena mitnehmen. Das wird ihr guttun.« Natürlich kann niemand vorhersagen, wie es ausgehen wird, aber ich entscheide mich dafür, Lena die Freude zu gönnen. Es bleibt ein Risiko, aber ich beginne zu akzeptieren, dass ich mit einem psychisch kranken Kind immer wieder Risiken werde eingehen müssen. Und, wenn ich ganz ehrlich bin, gibt es mir auch einmal zwei Wochen Ruhe, um durchzuatmen. Nach der Reise müssen wir weitersehen.

Der Erfolg gibt uns recht: Lena ist glücklich in der Sonne und im Wasser und hat Spaß mit ihrer Schwägerin und den zwei kleinen Nichten. Ich hätte sie niemals so lange in der Klinik lassen dürfen. Die Reise tut ihr gut.

Katastrophen in der Betreuten Wohngemeinschaft

»Die Mutter zeigt sowohl über- wie auch unterfordernde Verhaltensweisen, daher ist es dringend geboten, dass die Tochter in eine andere Umgebung gebracht wird.« Diesen Satz finde ich viele Jahre später in einem Gutachten der Jugendpsychiatrie, in der Lena viele Monate verbrachte. Ich frage mich, wie die Ärzte dort trotz dieses Urteils verantworten konnten, dass Lena für mehrere Monate zurück in die Obhut ihrer über- und unterfordernden Mutter kommt. Und wenn es schon keine andere Möglichkeit gab, hätte man mich nicht aufklären können, welche Verhaltensweisen für Lena nicht gut und welche stattdessen förderlich wären? Sie hätten mir zum Beispiel zu einer separaten Wohnung für Lena raten können. Sie taten es nicht. Ohne einen fachlichen Rat glaubte ich damals, alles nachholen zu müssen, was ich vorher – vielleicht – bei Lena vernachlässigt hatte. Ich suchte eine passende Wohnung für uns beide, schmierte ihr morgens ein Frühstücksbrötchen und ging abends selten aus, damit ich immer für Lena da war, wenn sie von Freunden zurückkam. Vielleicht habe ich sie damals viel zu sehr »beschützt« und bemuttert. Ich glaubte, dass genau das nun meine Aufgabe sei.

Weil Wohngemeinschaftsplätze knapp sind, muss Lena fünf Monate bei mir bleiben – ohne Tagesstruktur, ohne Schule und ohne Aufgabe. In der Wartezeit beginnen wir, nach einer Schule zu suchen. Nach dem langen Klinikaufenthalt ist Lena nicht mehr akut psychisch krank, und sie fühlt sich auch nicht so. Sie sieht aber nicht ein, dass sie noch geschwächt ist und sich auch noch nicht alles wieder zumuten kann, was junge Menschen ohne eine psychische Krankheitserfahrung in diesem Alter bewältigen. Sie will ihr altes Leben zurückhaben. Aber die Umwelt – auch ich – sehen Lena vor allem durch die Brille »psychisch krank«. Ich frage mich, ob sie Schule oder Ausbildung jetzt schon schaffen wird, bin unsicher, ob sie sich ganz normal mit Freunden treffen kann. Darf sie abends weggehen? Muss ich kontrollieren, was sie tagsüber tut? Normalerweise kann ein 19-jähriges junges Mädchen schon selbst viele Entscheidungen für sich treffen. Aber was ist jetzt noch »normal«? Ich schaffe es nicht, normal über die nächsten Schritte für Lena nachzudenken. Nachdem, was sie in den letzten Jahren durchgemacht hat, ist sie sehr erschöpft. Aber sie hat ein Ziel: Sie will ihren Schulabschluss nachmachen. Sie ist wütend darüber, dass die Ärzte ihr sagen, sie müsse nicht die Wünsche ihrer Mutter erfüllen und in die Schule gehen. »Ich will das selbst, Mama, das weißt du doch, oder? Du hast mir doch gar nicht gesagt, dass ich meine mittlere Reife machen soll.« Auch mir wird gesagt, ich solle doch nicht so ehrgeizig für meine Tochter sein. Haben Ärzte so wenig Vertrauen in ihre jungen Patientinnen, dass sie ihnen keine eigenen Ziele zutrauen?

Zu Hause erlebe ich, wie schwer Lena die Bewältigung des Alltags nach wie vor fällt. Rechtzeitig aufstehen, sich anziehen – alles dauert ewig. Ich merke, dass sie sofort nervös oder aggressiv reagiert, wenn sie gedrängt wird, sie fühlt sich schnell unter Druck gesetzt. Ihr Zimmer sieht nach jedem Aufräumen innerhalb einer Stunde wieder chaotisch aus. Ich glaube, sie schonen zu müssen, aber diese Art der Schonung ist für beide Seiten nicht gut: für Lena, weil sie das Gefühl haben muss, nicht normal zu sein, und für mich als Mutter, weil die permanente Bemühung um Schonung mich anstrengt und irgendwann auch wütend macht.

Mit 19 kann Lena nicht mehr auf die Regelschule gehen. Nach einigem Suchen finden wir einen Volkshochschulkurs, an dem sie abends ihren Realschulabschluss nachholen kann – er beginnt aber erst in drei Monaten. Da ich Lena tagsüber nicht allein zu Hause lassen will, nehme ich sie in der Zwischenzeit mit ins Büro. Lena würde viel lieber zu Hause bleiben, aber sie kommt ohne größere Widerstände mit. Heute sagt sie vorwurfsvoll: »Du hattest mich ganz schön im Griff.« Aber damals habe ich ganz und gar nicht das Gefühl, irgendetwas im Griff zu haben. Im Büro wird Lena mit kleinen Aufgaben beschäftigt, was sie aber schnell langweilt. Ich bin nervös und gereizt, weil ich mich nicht auf meine Arbeit konzentrieren kann. Ständig überlege ich, wie Lena unabhängig von mir wohnen kann und was aus ihr wird. Eine Lösung für sie ist nicht in Sicht, und mir graut davor, ständig auf sie aufpassen zu müssen.

Erst Jahre später sagt mir ein Arzt, dass man Kranken etwas zumuten und zutrauen muss. »Wollen Sie Ihre Tochter dauerhaft einsperren? Doch sicher nicht. Früher wurden psychisch kranke Menschen ihr Leben lang in Krankenhäusern oder Asylen eingesperrt. Man ging davon aus, dass man die Umwelt vor ihnen und sie vor sich selbst schützen müsse. Heute gehen wir einen andern Weg. Lena muss wieder an ein normales Leben gewöhnt werden. Dazu gehört es auch, dass sie sich vielleicht manchmal zu viel zutraut und es einen Rückfall gibt. Aber nur daraus kann sie lernen, wie viel sie sich zutrauen kann. Ob sie das genau so tut, wie Sie oder wir es uns wünschen, ist unwichtig. Es ist *ihr* Leben.«

Das Warten und die Ungewissheit verlangt uns einiges ab. Ich bin inszwischen auch schnell genervt, und Lena ist oft frustriert, weil sie nicht weiß, wie es mit ihrem Leben weitergehen soll. Dennoch empfinde ich es oft auch als schön, zu Hause für Lena sorgen zu können. Ich habe das Gefühl, etwas gutmachen zu können. Am Abend sitzen wir zusammen, Lenas alte Freunde besuchen sie. Wir holen nach, was ich vor Lenas Englandaufenthalt durch den Aufbau meiner Selbständigkeit und die viele Arbeit vernachlässigt habe. Dann erreicht uns endlich der Bescheid, dass Lena einen Platz in einer Wohngemeinschaft bekommen hat. Ich freue mich mit ihr, aber meine anfängliche Begeisterung wird gedämpft, als ich feststelle, dass die Wohnung in einer Gegend liegt, die ich mir gar nicht für meine Tochter wünsche. In den Kneipen, die dort zahlreich vorhanden sind, kann man problemlos jede Droge kaufen.

Als wir zum Vorstellungsgespräch gehen, begrüßen uns fünf junge Menschen und zwei Sozialarbeiter mit Kaffee und Streuselkuchen. Lena ist zunächst unsicher, aber das Gespräch verläuft gut, und sie wird als neues WG-Mitglied angenommen. Eine Mitbewohnerin bietet sich sofort an, ihr beim Umzug zu helfen. Ich bin erleichtert. Lena wird Gesellschaft haben, und ich muss mich nicht mehr rund um die Uhr um sie kümmern. Das ist jetzt die Aufgabe der Sozialarbeiter. Lena freut sich, junge Menschen um sich zu haben, aber ich mache mir bald wieder Sorgen, weil die anderen über eine Lebenserfahrung verfügen, die ich Lena gern erspart hätte: Silvia weiß, welche Drogen man wo in der Gegend zu welchem Preis bekommt. Jürgen trickst das Sozialamt aus. Manfred ist 16 und bettelt in der U-Bahn mit einem Schild »Taubstummer Diabetiker«. Lena berichtet ein bisschen verunsichert von diesen neuen Eindrücken. Sie bewundert die Weltläufigkeit der anderen, aber sie ahnt auch, dass das nicht die Normalität ist, die sie sich wünscht.

Mir fällt auf, dass ich selten Angehörige von Lenas Mitbewohnern zu Gesicht bekomme. »Wann besuchen dich denn deine Eltern?«, frage ich Mario. »Keine Ahnung«, murmelt er, »die wollen schon lange nichts mehr mit mir zu tun haben.« Mario ist 15. »Und deine Eltern?« Silvia lacht: »Die sind sowieso zum Kotzen. Ich bin froh, dass ich nichts mit denen zu tun habe.« »Meine Mutter kommt nicht damit klar, dass ich krank bin, sie findet, ich soll mich mehr zusammennehmen«, erklärt Tanja. »Kenn ich«, sagt Michael und zieht tief an seiner Zigarette. Alle rauchen. Über uns hängen dicke Rauchwolken, die Aschenbecher auf dem Tisch quellen über. Ich verstehe nicht, dass diese kranken Jugendlichen von ihren Angehörigen alleinegelassen werden.

Zu meinem Erstaunen lernt Lena in der Wohngemeinschaft etwas Disziplin. Die Jugendlichen sind äußerst ordentlich, nur in Lenas Zimmer herrscht schnell wieder das typische Chaos. Lenas Mitbewohnerin Silvia kann sich bei Lena (im Gegensatz zu mir) durchsetzen. Wenn sie wegen Lenas Unordnung, die allmählich in die Küche hineinwächst, herumbrüllt, zittert Lena vor Angst – und räumt auf.

Und dann lernt sie Gugu kennen, der wie ein Botticelli-Engel aussieht. Sie sind sofort verliebt. Lena kümmert sich um den zerbrechlichen Gugu, und er ist zärtlich und anhänglich. Lena ist glücklich. Plötzlich wird das Leben in der Wohngemeinschaft schön. Gugu ist ein Künstler. Als ich seine Zeichnungen betrachte, auf denen er weißes Papier mit einem einfachen Bleistift in einen Märchenwald verwandelt, der von Zwergen, Riesen, Gespenstern und exotischen Pflanzen bevölkert ist, bin ich überrascht. Er malt nur, was in seinem Kopf ist, sagt er. Aber Gugu ist nicht nur begabt und schön, er ist auch psychisch krank. Nach einem nächtlichen Zusammenbruch wird er mit der Feuerwehr in die nächstgelegene Psychiatrie gebracht. Als Lena und ich ihn am nächsten Morgen besuchen, liegt er kaum bewegungsfähig in einem Bett und ist an Armen und Beinen in weiße Verbände gewickelt. Gugu hatte sich angezündet. Die Schwestern haben ihn erst gefunden, als schon viel von seiner Haut verbrannt war. Es saß alleine im Aufenthaltsraum, so dass niemand die Flammen bemerkt hat. Lena weint.

In der Wohngemeinschaft häufen sich die Katastrophen. Mario schneidet sich die Pulsadern auf und muss mit der Feuerwehr ins Krankenhaus gebracht werden. Drei Tage später kommt er zurück. In der nächsten Woche wiederholt es sich. Pulsadern, Feuerwehr, Krankenhaus. Manfred wird beim Klauen erwischt und von der Polizei zurückgebracht. Ihm ist das egal, er ist minderjährig, da passiert ihm nichts.

Silvia hat einen Zusammenbruch, möglicherweise hat sie zu viel von den Drogen aus der Nachbarschaft genommen. Auch sie muss mit der Feuerwehr ins Krankenhaus gebracht werden. Lena ruft schluchzend an und sagt: »Ich habe dauernd Angst, dass die Polizei vor der Tür steht, Mama. Und dass Silvia brüllt. Und dass Mario mit seinen Zigaretten die Wohnung ansteckt. Neulich hat schon der Aschenbecher gebrannt. Und dann das Blut in der Küche.«

Lena will wieder nach Hause, und da sie in die Abendschule gehen will, kann sie ohnehin nicht in der Wohngemeinschaft bleiben, weil sie dann nicht mehr an den verpflichtenden Gruppenabenden teilnehmen könnte. Sie entscheidet sich für die Schule.

Nach einigen Monaten in der WG ist Lena also wieder bei mir, und ich merke, dass sich ein Rückfall anbahnt. Sie bleibt die ganze Nacht wach, ihre Knie zittern so heftig, dass die Tassen auf dem Tisch umkippen. Sie versteht oft nicht, was ich sage, oder wechselt mitten in einer Unterhaltung abrupt das Thema. Wenn ich nachfrage, schaut sie mich verwirrt an. Sie weiß nicht, wovon ich spreche. Es ist, als ob zwei Menschen sich im gleichen Raum befinden, sich aber nicht hören können. Die Turbulenzen in der Wohngemeinschaft haben ihr so zugesetzt, dass ich sie wieder in die Psychiatrie bringen muss. »Schön, Sie wiederzusehen, Lena«, ruft die nette Oberärztin munter, als ich mit Lena auf die Station komme. Ich bin fassungslos. Es ist schön, dass Lena wieder auf die Station muss? Aber Lena guckt die Oberärztin dankbar an. »Die ist wirklich nett«, schluchzt sie, als wir in ihrem Zimmer den Schrank einräumen. »Ich bin froh, dass ich auf ihrer Station bin.« Nun verstehe ich. Für Lena ist es wichtig, dass sie bei all ihrem inneren Chaos hier auf ein vertrautes Gesicht trifft. Und es ist wichtig, dass sie als Mensch willkommen ist. Es ist November. Später erfahre ich, dass die dunklen Monate, vor allem November und Dezember, eine besonders kritische Zeit für psychisch Kranke sind. Wir verbringen Weihnachten mit Käsekuchen, Kaffee und Weihnachtsliedern in der Psychiatrie. Die Station ist für mich mittlerweile zur Normalität geworden. Ich kenne die meisten Patienten und ihre Lebensgeschichten. Ich sehe, wie sehr sie leiden, wie stark ihre rätselhaften Krankheiten in ihr Leben eingreifen. Sie sind nicht gefährlich, man muss keine Angst vor ihnen haben. Sie sind freundlich, manchmal abwesend und in sich gekehrt. Manchmal ein wenig hektisch. Oft freuen sie sich, wenn sie reden können.

Nach sechs Wochen darf Lena wieder nach Hause. Es geht ihr besser, aber wir beide trauen der Ruhe nicht immer. Ich beobachte sie, und sie beobachtet sich. Lena hat das Vertrauen in ihre eigenen Reaktionen verloren. Wenn sie laut lacht, ist das schon der Beginn einer Manie? Kann sie einfach traurig sein, oder muss sie dann an eine Depression glauben? »Schizophrenie ist scheiße, Mama«, sagt sie, als wir abends zusammensitzen. Ich stimme ihr zu. Lena tut keine unvernünftigen Dinge, nur der Alltag fällt ihr noch schwer. Sie steht zu spät auf, sie hat Schwierigkeiten, pünktlich zu einem Termin fertig zu sein. Sie ist umständlich, verliert die Geduld, ist leicht gereizt, bricht schnell in Tränen aus. Mal ist es ein U-Bahn-Kontrolleur, der unfreundlich war, oder jemand hat sie auf der Straße angerempelt, oder sie hat gerade wieder etwas verloren und hat Angst, dass ich böse bin. Ich gewöhne mich nicht leicht an diese Schreckensanrufe, lerne jedoch allmählich, dass Lenas Erschütterungen zwar tief und heftig sind, aber auch schnell wieder abklingen, wenn ich nur eine Weile ruhig mit ihr rede.

Drehtürpsychiatrie

Für Lena beginnt die Zeit der »Drehtürpsychiatrie«. Krankenhausaufenthalte wechseln sich mit Phasen in eigenen Wohnungen ab. Ich lerne, die Zeichen zu deuten, wann es wieder so weit ist. In einer besonders kritischen Situation rufe ich Lenas Therapeuten an, weil ich an einem Freitagabend nicht weiß, wo sie ist, und weil ich mir Sorgen um sie mache. Ob er weiß, wo sie ist? Ob er helfen kann? Ich mache den Fehler, bei diesem Telefonat vor Aufregung zu schluchzen. »Nun suchen Sie sich doch endlich selbst einen Therapeuten«, kommt die wenig freundliche Antwort. »Sie übertreiben es wirklich mit Ihrer Sorge um Lena.« Spätnachts wird Lena von ihren Freunden zu mir gebracht. Sie ist vollkommen durcheinander, und wir fahren sie wieder in die Klinik. Damals kam mir dieser Therapeut unmenschlich vor. Heute weiß ich, dass er für diese Situation einfach nicht zuständig ist. Und im sozialpsychiatrischen System ist Zuständigkeit wichtig. Aber man muss erst zu einer professionellen Angehörigen werden, bis man sich im sozialpsychiatrischen Dschungel auskennt.

1998 | Christoph und die Haschischpfeife

Es ist ein Glück, dass Lena immer eine große Neugier und starken Bildungshunger hatte. Ich freue mich mit ihr, dass der Volkshochschullehrgang unmittelbar bevorsteht. Die Ärzte sind anderer Meinung: »Sie überfordern Lena«, sagt ihr behandelnder Arzt Dr. K. zu mir. »Sie müssen nicht sich selbst zum Maßstab machen. Lena muss einfach nur lernen, mit ihrer Krankheit umzugehen.«

»Bei Lenas schlimmer Erkrankung muss sie einen Beruf erlernen, mit dem sie später ihren Lebensunterhalt verdienen kann«, hatte die zugewandte Frau Dr. E. zu mir gesagt. »Sie braucht kein Abitur, das würde sie nur überfordern.« Ich warte gespannt auf ihre Vorschläge. »Lena sollte Töpfern lernen, damit kann sie dann später selbst Geld verdienen.«

Ich weiß, dass die Ärztin es gut meint und Lena vor Überforderung und einem Rückfall schützen will. Nur glaube ich heute nicht mehr, dass es für psychisch Erkrankte gut ist, wenn man sie mit zwanzig oder fünfundzwanzig Jahren in einen Schonwaschgang steckt, damit sie dauerhaft nicht gefährdet sind. Die meisten Menschen mit Psychiatrieerfah-

71

rung sind nicht immer krank. Sie haben ihre Krankheits-episoden, dann aber wieder Phasen, in denen sie vielleicht etwas weniger belastbar, aber ansonsten »normal« sind und in denen sie sich eine intellektuelle oder qualifizierte hand-werkliche oder künstlerische Aufgabe wünschen. Töpfern bereitet vielen Menschen Freude und mag einzelnen be-gabten Menschen sogar ihren Lebensunterhalt sichern oder zumindest dazu beitragen. Aber es psychisch Kranken als eine realistische Berufsoption anzubieten, halte ich für welt-fremd.

Ich bin dafür, dass man ihnen eine geeignete Aus-bildung ermöglicht, auch auf die Gefahr hin, dass es zum Rückfall kommt. Ein schulischer Abschluss oder auch eine weiterführende Ausbildung – wenn es der Erkrankte will – sind immer gut für ihn. Er hat ein Ziel, er weiß, wofür es sich lohnt zu lernen, »mit der Krankheit umzugehen«. Das Ziel ist aber nicht, »mit der Krankheit umzugehen«, sondern das Ziel ist eine Teilhabe am »normalen« gesellschaftlichen Leben, und dafür kann es sich lohnen zu lernen, mit der Krankheit umzugehen. Ein »normales« Leben kann schon bedeuten, dass man alleine in einer Wohnung leben oder selbst einkaufen und sich versorgen kann, es kann aber auch bedeuten, dass man einen schulischen Abschluss nachholt. Oder einen Teilzeitjob annimmt. Oder einer ganz normalen Arbeit nachgeht. Oder eine Beziehung eingehen kann.

Und Lena hat ihr Ziel gefunden, sie will weiterler-nen. 1998 beginnt sie mit ihrem Volkshochschullehrgang zur mittleren Reife. Es macht ihr Spaß, und sie hat Erfolg. »Siehst du, Mama, ich bin doch nicht blöd!«, zeigt sie mir stolz ihre Eins in Chemie. Sie hat die Aussagen der Ärztin über ihren Intelligenzquotienten immer noch nicht vergessen. In der

Abendschule findet sie Freundinnen, sie treffen sich, kochen und lernen zusammen. Ich atme auf.

Dann lernt Lena Christoph kennen. Christoph war auch in England, die beiden sprechen Englisch miteinander und fühlen sich den andern Schülern überlegen. Mein Eindruck von Christoph ist, dass er sich gern überlegen fühlt, unentwegt redet und Lena mit seiner Präsenz erdrückt. Aber Lena ist verliebt. Christoph wohnt fast dauernd bei uns, und Lena ist glücklich. Bis ich eines Abends feststelle, dass dem Glücklichsein noch ein bisschen nachgeholfen wird: Auf Lenas Bett liegt eine große Haschischpfeife.

Ich bin wütend. Als die beiden abends nach Hause kommen, erkläre ich, dass er sofort aus der Wohnung fliegt, wenn ich die beiden noch ein einziges Mal beim Kiffen erlebe. Christoph rastet aus. »Lena, das müssen wir uns nicht anhören. Komm, wir packen unsere Sachen und gehen zu meinem Vater.« Er zieht die schluchzende Lena hinter sich her. Ich versuche, mit ihr zu reden, aber Christoph lässt ihr keine Wahl, sie kann sich gegen ihn nicht wehren. Lena verlässt weinend mit ihm die Wohnung. Die Tür knallt zu, ich bin allein. Ich setze mich hin und atme tief durch. Ich weiß nicht, ob ich weinen oder erleichtert sein soll. Es war alles zu aufregend in der letzten Zeit, ich hatte zu viel Angst, schlechte Vorahnungen bei Christoph. Jetzt ist das Schlimmste passiert. Lena ist weg. Ein Grundrauschen von Angst bleibt. Alles in mir ist angespannt, und ich warte auf die nächste Katastrophe.

Und sie kommt. Mein Handy klingelt. Ich entschuldige mich bei dem vor mir sitzenden Klienten. Ein atemloses Geschluchze und Geschreie am anderen Ende, ich kann Lena kaum verstehen. Panik erfasst mich, aber ich zwinge mich zur Ruhe. Ich bitte Lena, mir ganz ruhig zu erklären, was passiert ist. »Mami, der Vater von Christoph hat mich rausgeschmissen. Er hat getobt und geschrien, und Christoph und er haben sich geprügelt, und dann hat der Vater meine Sachen in den Hausflur geschmissen.« Lena weint und kann kaum weiterreden. »Und dann hat er mich angeschrien und gesagt, ich wäre eine durchgeknallte, verrückte Kuh und ich solle abhauen. Christoph hat ihm eine runtergehauen … Mami, kannst du mich abholen … bitte.« Ich kann kaum atmen, aber ich frage Lena ruhig, wo sie jetzt sei. Sie solle dort stehen bleiben, ich käme sofort. Ich rase durch die Stadt und finde Lena weinend auf ihrem Rucksack sitzend an einer Straßenecke in einer gutbürgerlichen Gegend. Neben ihr steht entspannt ein rauchender Christoph. Lena fällt mir um den Hals, sie sei so froh, dass ich da sei. Christoph will mit ins Auto steigen, ich habe Mühe, ihn daran zu hindern. Schließlich schreie ich ihn an, ich würde die Polizei holen – das hilft.

Schon im Auto merke ich, dass etwas gar nicht in Ordnung ist. Lena antwortet nicht auf Fragen, und als ich zu ihr hinschaue, gibt sie mir durch Handzeichen zu verstehen, dass sie nicht reden kann. Ihre Hände flattern vor Gesicht und Körper ausdrucksvoll hin und her. Plötzlich wird mir klar, dass Lena Gebärdensprache spricht. Lena kann keine Gebärdensprache sprechen. Aber für mich sieht es exakt so aus. Es ist schrecklich, wenn ein Mensch, den man kennt und liebt, sich plötzlich in eine vollkommen fremde Person verwandelt. In einen Menschen, der scheinbar absurde Dinge tut und dabei ganz ernst bleibt. Zu Hause ist sie lieb und lächelt, schluchzt ab und zu, und immer wieder gibt sie mir durch diese Handzeichen zu verstehen, dass sie nicht sprechen kann. Es ist kein Schauspiel, Lena kann wirklich nicht sprechen. Ich bin erschüttert, mehr als bei der ersten Diagnose. Als sie aus England kam, war sie »komisch«, aber nicht dermaßen fremd. Man kann nicht glauben, dass ein geliebter Mensch in eine andere Realität abgleitet, zu der man keinen Zutritt hat. Vermutlich gibt es für diesen Zustand eine medizinische Bezeichnung, aber das spielt keine Rolle, wenn man mit diesem Zustand konfrontiert ist. Ich versuche, zu ihr durchzudringen, ich verwöhne sie, koche ihr Lieblingsgericht, spreche freundlich mit ihr. Ich versuche Stress von ihr fernzuhalten. Als Christoph anruft, verbiete ich ihm, jemals wieder Kontakt zu Lena aufzunehmen. Als er an die Tür donnert und brüllt, rufe ich die Polizei. Er ist weg, als sie eintrifft. Die Polizisten sehen die gestikulierende Lena und werfen sich einen Blick zu. Ob alles in Ordnung sei. Ja, versichere ich ihnen. Sie gehen wieder. Lena hilft keiner meiner Versuche, sie wieder zurückzuholen. Sie kann mich verstehen, aber sie kann nicht sprechen. Sie lächelt, und ihre Hände flattern vor ihrem Gesicht und ihrem Körper. Ich weiß, Lena muss wieder ins Krankenhaus. Ich rufe an, sie haben ein Bett für sie.

Diesmal ist es nicht leicht, Lena ins Krankenhaus zu bringen. Sie will nicht, wird wütend und aufgeregt. Mit ihren Händen teilt sie mir mit, dass sie auf keinen Fall ins Krankenhaus zurückwolle. Das Merkwürdige ist, dass ich sie verstehe. Als ich ihre Sachen packe und versuche, ihr eine Jacke anzuziehen, drängt sie mich einfach weg. Lena ist durch ihren Fechtsport gut durchtrainiert. Ein Mensch in psychotischem Zustand kann zudem unvorstellbare Kräfte entwickeln. Ich habe keine Chance gegen sie. Wir setzen uns wieder hin, ich koche Tee, und langsam, ganz langsam gelingt es mir, sie davon zu überzeugen, dass die ihr bekannte Ärztin doch sehr nett sei und ihr vielleicht helfen könne. Nach mehreren Stunden willigt Lena ein, und wir fahren ins Krankenhaus. Sie kommt freiwillig, aber auf der offenen Station ist kein Zimmer frei, sie muss auf die geschlossene.

Für Patienten macht es einen großen Unterschied, ob sie auf der offenen oder auf der geschlossenen Station sind. Es ist nicht nur der Zwang, immer darum bitten zu müssen, dass die Tür geöffnet wird, das Gefühl von Ohnmacht, die Scham, Freunde vor der verschlossenen Glastür warten zu sehen. Es ist auch eine Hierarchiefrage. »Anfangs war ich in der Geschlossenen«, erzählen sie sich im stickigen Raucherraum. Alle nicken wissend. »Und die Sabine, die ist seit gestern auch in der Geschlossenen.« »Na ja, die war aber auch ganz schön durchgeknallt.« Zustimmendes Nicken. Sie wissen, dass die Geschlossene eine Stufe der Verrücktheit höher ist. Sie selbst auf der Offenen sind nicht mehr ganz so verrückt. Die Patienten wissen ganz genau, wie sie sich gegenseitig einzuschätzen haben.

Nach drei Wochen kann Lena auf die offene Station, nach weiteren vier Wochen darf sie nach Hause. Dieses Mal lasse ich nicht alles laufen, akzeptiere nicht alles, nur um nicht Lenas Unmut zu erregen. Noch mehr Abstürze kann ich nicht ertragen. Als Lena eines Tages Christoph anruft, schreie ich sie an. »Du hast jetzt die Wahl, Lena. Entweder wir springen beide vom Balkon. Wir sind hier im 6. Stock, das reicht.« (Ich hatte das im Internet recherchiert.) »Oder du triffst dich weiter mit Christoph und kiffst. Dann werfe ich dich hier und heute aus der Wohnung. Es ist mir dann egal, was mit dir passiert. Ich schicke dir die 1000 DM, wohin du willst. Ich will dich dann nie wiedersehen. Du kannst nichts dafür, dass du krank bist, das weiß ich. Aber du kannst Verantwortung dafür übernehmen, dass du wieder gesund wirst. Die dritte Möglichkeit ist, dass du ab jetzt Christoph nicht mehr triffst, nicht kiffst und vor allem deine Tabletten nimmst. Überleg es dir. Ich gehe jetzt und komme in zwei Stunden wieder. Dann sagst du mir Bescheid.« Ich knalle die Tür hinter mir zu und sitze zwei Stunden heulend in einer Pizzeria vor Rotwein und Spaghetti. Als ich zurückkomme, empfängt mich eine freundliche Lena, die mich umarmt und mir mitteilt, dass ich ja recht hätte.

Wir versuchen, ein normales Leben zu führen. Ich lerne mit ihr, mache mit ihr Schulaufgaben, höre sie ab. Ich stehe Tag und Nacht für sie zur Verfügung. Trotz ihres immer noch labilen Zustandes bleibt sie eisern dabei, ihren Abschluss zu machen.

Die nächsten Jahre stehen vor allem im Zeichen der Unterstützung von Lena. Dabei bleibt es nicht aus, dass ich meine sozialen Kontakte vernachlässige und Freunde sich von mir entfernen. Manche sind verärgert, dass ich mich zu selten melde. Ich verstehe das, aber oft habe ich einfach nicht mehr die Kraft, anzurufen oder mich mit jemandem zu treffen. Lena braucht meine ganze Aufmerksamkeit. Sie ist in dieser Zeit liebevoll und anhänglich und nimmt meine Hilfe an. Ich habe das Glück, dass meine Klienten, anders als manche Freunde, freundlich und rücksichtsvoll zu mir sind. Sie wissen Bescheid und akzeptieren Unterbrechungen. Trotz sorgfältiger Camouflage tauche ich manches Mal mit rotgeweinten Augen bei Kunden auf. Aber wann immer ich von meiner Situation erzähle, erfahre ich Verständnis und Hilfsbereitschaft. Und in vielen Fällen kommt sogar als Antwort:

»Meine Schwester hatte auch eine Episode«, »Ich war selbst für ein Jahr im Krankenhaus«, »Mein Vater auch«, »Mein bester Freund hat auch eine bipolare Erkrankung«. Als ich während eines Seminars für Führungskräfte außerhalb von Berlin wieder einen Hilfeanruf aus dem Krankenhaus bekomme, besteht der Vorgesetzte darauf, dass ich umgehend dorthin fahre. Sie würden das Seminar in der Zwischenzeit selbst weiterführen, sich aber freuen, wenn ich zur geplanten Abschlussfeier wieder dabei wäre. Niemals habe ich in meinem Beruf eine abwertende Äußerung gehört oder Stigmatisierung erfahren. Beabsichtigte oder auch unbeabsichtigte Abwertungen haben Lena und ich eher im privaten Umfeld erlebt.

2000 | Wieder ein Stück Normalität!

Nach ihrem erneuten Krankenhausaufenthalt kann Lena einen Tageskurs für junge Mütter an der Volkshochschule beginnen, wofür ich der verständnisvollen Sachbearbeiterin heute noch danke. Sie schließt dort neue Freundschaften und fühlt sich wohler als im Abendkurs, aber es ist eine brüchige Stabilität. Lena braucht viel Zuspruch, und kleine Bemerkungen oder Geschehnisse können sie schnell aus der Fassung bringen. Ihre Wohnungssituation hat sich nicht geändert. Lena findet jede neue Wohnung schön und freut sich darüber, aber es dauert keinen Monat, da versinkt ihre Wohnung wieder im Chaos. Ich kann es nicht mit ansehen, deswegen gehe ich an den Wochenenden zu ihr, räume auf und putze. Für meine eigene Wohnung stelle ich eine Putzfrau an.

»Ist doch ein nettes Mädel!«

Oft werde ich gefragt, wie sich Schizophrenie denn bei Lena auswirkt, woran man sie erkennt und was daran für mich so schwer zu ertragen sei. Es ist fast unmöglich, psychotisches oder manisches Verhalten zu erklären. Ich beobachte, dass Lena in akuten Krankheitsphasen von Geräuschen und Empfindungen gequält wird und fürchterliche Angstzustände erlebt. Ich erlebe sie als aggressiv und abwertend mir gegenüber. In manischen Phasen wirkt sie überheblich und ist keinem Argument zugänglich. Sie fühlt sich groß und stark, sie kann alles und darf alles. Es fällt mir schwer, ihrer Verwahrlosung zusehen zu müssen. Manche ihrer Verhaltensweisen erinnern an die Pubertät. Lena ist überempfindlich, rücksichtslos, egozentrisch, irrational, anspruchsvoll, verständnislos, stur, laut, launisch, kindlich und wütend. Sie schwankt zwischen Hass auf mich und übergroßer Liebesbedürftigkeit. Vereinbarungen werden nicht eingehalten, Versprechungen sind im nächsten Moment vergessen. Nichts ist berechenbar. Ich werde in Atem gehalten und bin oft vollkommen überfordert. Ich habe den Eindruck, dass ich nichts richtig machen kann. Und dennoch verlangt Lena meine absolute Loyalität, wenn sie Trost und Rat braucht. Dieses Verhalten sollte man vor Augen haben, wenn man wissen will, wie sich die psychische Erkrankung meiner Tochter für mich »anfühlen« kann. Nur ist es noch dramatischer. Schlimmer. Und es hört nie auf.

Man sollte sich deswegen davor hüten, Schwierigkeiten, die man mit vielen Jugendlichen in der Pubertät erlebt, mit denen gleichzusetzen, die durch eine psychische Krankheit entstehen. Die Rücksichtslosigkeit, die Aggressivität, die Beschuldigungen und Zumutungen, zu denen Lena in Krankheitsphasen fähig ist, sind *nicht* zu vergleichen mit dem Verhalten ab und zu »ungezogener« pubertierender Jugendlicher. Und es ist daher in kränkender Weise relativierend, wenn man mir sagt: »Das geht doch nicht nur Menschen mit

Schizophrenie so« oder: »Aber das machen meine Nichten doch auch«. Wie immer sie gemeint sein mögen, mich verletzen diese Kommentare. Ich habe den Eindruck, dass man mir sagen will, ich sei überempfindlich oder übertreibe Lenas Symptome.

Es gibt aber auch entspannte, nichtwertende Reaktionen, die mir guttun. Als ich z. B. dem Maler, der Lenas Wohnung streicht, erkläre, dass Lena so lange die Wohnung verlassen wird, weil das für sie sonst aufgrund ihrer Krankheit zu anstrengend sei, fragt er: »Na, was hat sie denn?« Und als ich das Wort Schizophrenie erwähne, streicht er gelassen weiter die Türumrandung und fragt: »Ja und was hat man dann?« Ich erkläre kurz die Symptome der Krankheit, darauf tönt es von der Leiter: »Ich hab schon gemerkt, dass sie ein bisschen nervös ist. Ist ja nicht schön für die Kleine, aber ist doch ein nettes Mädel.«

Realschulabschluss geschafft

Lenas Beharrlichkeit führt zum erwünschten Erfolg. Trotz einer erneuten vierwöchigen Zwangspause im Krankenhaus besteht sie die mittlere Reife. Lenas nicht zu bremsender Wille und Fleiß, ihre Intelligenz und mein Coaching waren erfolgreich. Lena ist glücklich, sie kommt vergnügt mit dem jungen Mathematiklehrer flirtend aus der Prüfung, während ich mit verschwitzten Händen und Herzklopfen im Schulkorridor warte. Wir haben einen großen Schritt geschafft, aber nun braucht Lena einen Ausbildungsplatz – die nächste Herausforderung. Am liebsten würde sie etwas mit Mediendesign machen, sie ist kreativ und arbeitet gern am Computer. Nur werden diese beliebten Ausbildungsplätze an

Schüler mit guten Zeugnissen vergeben, und Lenas Zeugnis ist eher durchschnittlich. Als Zwischenschritt beginnt sie ein freiwilliges soziales Jahr in einer Klinik. Es ist mir wichtig, dass sie etwas zu tun hat. Alles ist besser, als dass sie wieder ohne Aufgabe in ihrer Wohnung vor dem Fernseher sitzt. Es scheint eine gute Entscheidung zu sein, der Kontakt zu den Patienten macht ihr Spaß. Sie hat ein Talent dafür, auf Menschen zuzugehen, ihre Hilfsbereitschaft und ihre Liebenswürdigkeit machen sie zum Sonnenschein der Patienten, die sie zu ihren Untersuchungen fährt oder denen sie Essen bringt. Schwerer tut sie sich mit ihren Kolleginnen. Mit ihrer Ich-Schwäche ist sie den Frauen nicht gewachsen, jeder schroffe Kommentar erschüttert sie zutiefst. Ein kritischer Blick kann tiefe Selbstzweifel in ihr auslösen. Die Aufforderung, etwas schneller zu sein, treibt sie zur Verzweiflung. Die Schwestern wissen nichts von Lenas Krankheit. Sie sind weder besonders freundlich oder unfreundlich, sie sind »normal«. Ich versuche, Lena zu besänftigen, ihr gut zuzureden. Aber die Belastung ist für sie zu groß. Sie wird wieder unruhig und aggressiv, kann nicht schlafen, weint viel. Weihnachten 2000 bringe ich sie wieder ins Krankenhaus.

Inzwischen haben wir uns beide an »unsere« Station gewöhnt. Auch ich freue mich mittlerweile, wenn wir dort die gleichen Gesichter wiedersehen. Da ist Sven, ein 18-jähriger junger Eishockeyspieler, der plötzlich nicht mehr mit dem Stress umgehen konnte. Sabine, die Gebäudereinigerin, ist 32 und leidet an einer tiefen Depression. An einem Tag erzählt sie mir engagiert von ihrer Arbeit, bei der sie die Teamleiterin ist, und von den vielen unterschiedlichen Chemikalien, die für die Reinigung notwendig sind. An einem anderen Tag schleicht sie wie ein Zombie über den Flur. Auf Lenas Frage hin flüstert sie kaum verständlich, dass es ihr nicht gutgeht. Was geht in ihr vor? Es muss furchtbar sein, in diese finstere Depression hineingezogen zu werden.

Lena hat sich mit Harald, einem 50-jährigen promovierten Physiker, angefreundet. Gemeinsam drehen sie ihre Zigaretten um die Wette. Harald war Abteilungsleiter in einem großen Unternehmen, er hatte ein Haus, eine Frau und eine Tochter. Vor zehn Jahren konnte er sich mit einem Mal nicht mehr konzentrieren, er fing an zu grübeln, hatte Schlafschwierigkeiten, wich seinen Mitarbeitern aus, vergaß Dinge und traf falsche Entscheidungen. Man sprach mit ihm, empfahl ihm eine Auszeit. Zu Hause wurde es nicht besser, die Familie hatte immer weniger Verständnis für ihn und seinen Zustand. Nun hat Harald eine Erwerbsunfähigkeitsrente und lebt allein in einer 40-Quadratmeter-Wohnung. Seine Familie hat sich von ihm distanziert, seine Kinder wollen ihn nicht sehen. Das Krankenhaus ist ein Refugium für ihn, wenn wieder alles zu viel wird. Es gibt Tage, an denen kann man sich mit ihm wunderbar über Bücher unterhalten, Harald ist sehr belesen. Und dann gibt es die Tage, an denen Harald auf der Station herumbrüllt, die Ärzte beschimpft, weil sie ihn ausspionieren. In seinem Zimmer hat er alles abmontiert, was aus Metall ist. Das Bett hat er quer auf den Flur geschoben, die Tür mit dem Tisch verbarrikadiert und sich zum Schlafen auf den Boden gelegt. Im Metall sind Sonden, die ihn ausspionieren sollen.

Branko ist 22 und Serbe. Er hat drei Jahre im Krieg gekämpft, bis er nur noch schreiend durch die Straßen lief. Eine Hilfsorganisation hat ihn nach Deutschland in die Psychiatrie gebracht. Branko kann nicht ohne Licht schlafen.

Er schläft überhaupt selten. Wenn er einen Raum betritt, achtet er darauf, dass er die Wand im Rücken hat. Bei jedem lauten Wort fährt er zusammen und nimmt eine aggressive Haltung ein. Es gab schon Zusammenstöße mit den Pflegern.

Almut ist 57. 23 Jahre lang hat sie Medikamente genommen und als Lehrerin gearbeitet, bis ihr die Freundinnen sagten, dass sie sich doch nicht ewig mit diesem giftigen Zeug vollstopfen solle. Sie sei doch inzwischen gesund, das könne man doch sehen. Also hat Almut die Tabletten abgesetzt. Zwei Monate später wurde sie mit schlimmsten Halluzinationen wieder in die Klinik eingeliefert.

Und da ist Dino, der junge Iraner, dessen mit Gold behängte schöne Mutter täglich mit ihrem stummen Sohn den Flur auf und ab geht. Dino sagt seit einem Jahr kein Wort. Er war auf einem Schweizer Internat, bis er plötzlich »merkwürdig« wurde.

Und dann ist da noch der dicke Wolfgang, dessen Gesicht unter einem Vollbart nicht mehr zu erkennen ist. Er steht jeden Tag vor der Stationstür, weil er auf seine Freundin wartet. Sie kommt nicht. Nicht mehr. Am Abend weint er.

Wie sind psychisch kranke Menschen? »Psychisch Kranke sind viel netter, als ich erwartet habe«, zitiert Alex Beam in seinem Buch *Gracefully Insane* aus dem 1852 geschriebenen Tagebuch eines Apothekers an der amerikanischen Luxuspsychiatrie McLean. Genauso sehe ich das auch. Sie sind wie andere Menschen auch, nur sind sie empfindsamer und leiden oft mehr.

Auch Angehörige müssen sich fügen

Inzwischen weiß ich, mit welchem Arzt ich reden kann und welche Ärzte mit flatterndem Mantel und nach innen gekehrtem Blick an mir oder anderen Müttern vorbeihuschen, um nur nicht in ein Gespräch verwickelt zu werden. Ich kenne die Tür des Schwesternzimmers, die den größten Teil des Tages wegen Übergabe geschlossen ist – wie uns unfreundlich mitgeteilt wird, wenn Patienten oder ich vorsichtig an die Tür klopfen. Ich habe mich an den traurigen Anblick von Patienten gewöhnt, die nervös trippelnd, mit unterwürfiger Haltung und leiser Stimme bei den Schwestern anfragen, ob sie ihre Zigaretten oder ihr Geld haben könnten, das von den Schwestern aufbewahrt wird. Ich kenne den ängstlichen Blick und den vorsichtigen Rückzug, wenn Patienten – wieder einmal – mit den Worten »ÜBERGABE!« oder »Sie sehen doch, dass wir beschäftigt sind!« oder »Können Sie nicht einen Moment mal warten?« in die Flucht geschlagen werden. Es gibt freundliche und zugewandte Schwestern oder Pfleger. Aber sie sind nicht in der Überzahl.

Ganz gleich, wie die Schwestern oder Ärzte sich verhalten, wir Angehörigen müssen freundlich bleiben. Nicht fordernd, sondern rücksichts- und verständnisvoll. Wir dürfen uns nicht beschweren. Auch wir Angehörigen müssen Compliance zeigen. Wir müssen verstehen, dass die Schwestern überlastet sind, dass es nicht einfach ist mit den Patienten und dass sie ihr Bestes tun. Natürlich sind psychisch Kranke, Lena eingeschlossen, anstrengend. Rücksichtslos, laut, fordernd, merkwürdig oder manchmal sogar bedrohlich. Aber wenn jemand sehr bedrohlich wird, dann kommt ein Arzt und verordnet eine stärkere Medikation oder sogar eine Fixierung. Damit können die Schwestern und Pfleger auch drohen, damit der Patient Vernunft annimmt. Auf jeder anderen Station dürfen Patienten klingeln, wenn sie etwas brauchen. Wenn sie nachts eine Tablette wollen, wenn der Verband juckt, wenn sie nicht schlafen können oder wenn die Bettwäsche gewechselt werden muss. Dabei sind psychisch Kranke weitaus mehr auf Geduld, Freundlichkeit und Verständnis angewiesen als jeder andere Patient. Auch in Lenas Krankenhaus existiert ein Knopf im Zimmer. Aber dass ein Psychiatriepatient klingelt, ist kaum denkbar. Psychiatriepatienten dürfen nichts fordern, sie müssen warten, und das oft sehr lange.

Wenn ein Patient dann »böse« wird, ist das ein Symptom. Und nicht etwa eine Reaktion darauf, dass der Pfleger ihn eine Viertelstunde vor der geschlossenen Tür warten lässt, wenn er nach draußen darf und will, um sich Zigaretten zu kaufen. Ich kann es gar nicht mit ansehen, wie demütig die psychisch Kranken sich der Tür des Schwesternzimmers nähern. Sie sind ausgeliefert. Jede berechtigte Verärgerung wird psychologisch gedeutet. Es wird nicht danach gefragt, wie ein Pfleger oder eine Schwester sich vorher verhalten hat. Es ist der Patient, der ausagiert und nicht kooperativ ist.

Lena und ich kennen vier Krankenhäuser und sechs Stationen von vielen Krankenhausaufenthalten. Selten haben wir eine Schwester oder einen Pfleger erlebt, die sich für längere Zeit im Aufenthaltsraum mit den Patienten unterhielten. Und ebenso selten waren sie auch für mich zu sprechen und haben mir meine Fragen beantwortet oder gar meine Aufregung besänftigt.

Ich frage mich, wie es Patienten geht, die keine Angehörigen oder Freunde haben, die sie im Krankenhaus besuchen und sie ein wenig unterstützen können. Wenn niemand da ist, der als Fürsprecher gegenüber Ärzten und Pflegepersonal auftritt. Ich bin sicher, dass der Dienst auf einer psychiatrischen Station für das Pflegepersonal hart sein kann. Aber wer dem nicht gewachsen ist, sollte meiner Meinung nach nicht dort arbeiten, wo starke Nerven und gute zwischenmenschliche Fähigkeiten besonders wichtig sind. Trotz meiner Kritik sehe ich, dass auch die Schwestern und Pfleger in der Psychiatrie mehr unterstützt werden sollten. Vieles ließe sich verbessern, wenn deutlich mehr Personal zur Verfügung stünde und die Schwestern ebenso viel Weiterbildung erhielten, wie das bei Ärzten selbstverständlich ist.

Rauchen schadet der Gesundheit – Schizophrenie aber auch!

Als Lena zum ersten Mal ins Krankenhaus kam, war der verrauchte Aufenthaltsraum ein heimeliger Ort, an dem die Patienten sich mit Zigaretten und dampfenden Kaffeebechern zusammenfanden. Inzwischen hat die offensive Gesundheitsbewegung eine deutliche Verschlechterung gebracht. Heute müssen sich Patienten bei Wind und Wetter um einen Betonaschenbecher im Freien versammeln und dort bibbernd an ihren Zigaretten ziehen. Natürlich sollen sie nicht rauchen, Rauchen ist ungesund. Wer aber weiß, welche Nebenwirkungen Antipsychotika haben, der versteht, dass nichts – weder Kälte noch eine Lungenentzündung oder die Aussicht auf Krebs – einen psychisch Kranken davon abhalten wird.

Mit dem Rauchen kämpfen die Patienten gegen die lähmenden Nebenwirkungen der Medikamente an. Patienten auf der Geschlossenen müssen mit dem Rauchen warten, bis eine Schwester Zeit hat, sie nach draußen zu begleiten. Das kann dauern, vor allem wenn es draußen kalt ist, und man sieht den armen Patienten nervös mit kleinen Trippelschritten, die auch eine Nebenwirkung der Medikamente sein können, zwischen dem Schwesternzimmer und der Stationstür hin- und herlaufen. Jeder Gefangene in einer Vollzugsanstalt hat das Anrecht auf eine Stunde Hofgang am Tag. Für Patienten auf einer psychiatrischen Station ist das nicht selbstverständlich. Inzwischen gibt es auf den Stationen wieder einen winzigen, oft unmöblierten Raucherraum, in dem sich die Fenster nur einen Spalt öffnen lassen. Im letzten Krankenhaus von Lena wurde sogar dieser Raum um 24 Uhr geschlossen, und auch der Fernsehraum war nicht durchgehend geöffnet. Was macht dann die psychisch kranke Raucherin, die unter schweren Schlafstörungen leidet und sich nachts beruhigen will?

2001 | Kommunikativer Eiertanz

Jeder schwere Rückfall erschüttert Lenas zartes, neu aufkeimendes Selbstbewusstsein. Auch für mich zerbricht jedes Mal wieder eine Hoffnung. Aber Lena gibt nicht auf. Nach Weihnachten kehrt sie an ihren Arbeitsplatz zurück und beendet erfolgreich ihr soziales Jahr. Ein Berufswunsch ergibt sich jedoch daraus für sie nicht. »Es nimmt mich zu sehr mit, die Menschen dort sterben zu sehen, Mama«, sagt sie mir. »Ich möchte etwas mit Menschen machen, aber mit gesunden Menschen. Mit Krankheit habe ich ohnehin genug zu tun.«

Wieder kommt eine Zeit, in der ich Lena in meiner Firma beschäftigen muss. Es wird immer schwieriger für uns. Es ist einfach zu eng – wir beide brauchen Abstand. Lena kann vollkommen »normal« und vergnügt sein, aber in der nächsten Minute aufbrausen und mir schlimme Dinge an den Kopf werfen. Sie ist anhänglich, aber dann auch wieder feindselig und manchmal sogar bösartig. Ihre Stimmungen ändern sich von einer Sekunde zur anderen. Ich erfahre, dass diese Stimmungsschwankungen vor allem bei bipolar erkrankten Menschen vorkommen. Manie und Depression können sich abwechseln, wobei mir viele Betroffene berichten, dass die Depressionen länger anhalten als eine manische Phase. Bei Lena sind depressive Phasen kaum zu erkennen. In ihren schwierigen Phasen ist sie von unglaublicher Energie, macht Pläne und traut sich alles zu. Jeder Versuch von mir, sie zu bremsen, wird mit Vehemenz und Aggressivität abgewehrt. Ich habe gelesen und gehört, dass Erkrankte in ihren manischen Phasen kommunikativ und kreativ sind und die Menschen um sich herum begeistern und faszinieren können. Eine Angehörige sagte mir, dass ihr kranker Mann ihr in seinen manischen Phasen am liebsten sei, er sei dann so vergnügt und unternehmungslustig. Das erlebe ich bei Lena nicht. Sie ist schlecht gelaunt, aggressiv, unglaublich schnell wütend gegen alles und jeden und beschimpft mich auf eine Art, die ich mir bei der liebenswürdigen Lena nie hatte vorstellen können. Es dauert Jahre, bis ich erfahre, dass man in diesen Fällen von einer dysphorischen Manie spricht, in der die Menschen vorwiegend gereizt und aggressiv sind. Auch darauf könnten uns Ärzte vorbereiten – wie lange habe ich darüber gegrübelt, was ich alles falsch gemacht habe und weshalb meine Tochter mich nun derart hassen musste.

Hat Lena nun eine bipolare Störung? Ist es gar keine Schizophrenie, wie 1996 so schnell diagnostiziert wurde? Die Diagnosen ändern sich, je nachdem, mit wem man wann spricht. Wenige Jahre später heißt es, sie leide an einer schizo-affektiven oder an einer bipolaren Störung. Andere bleiben bei der Diagnose Schizophrenie.

Welches Etikett Lenas psychische Erkrankung auch haben mag, ihr Verhalten ist für mich nur schwer auszuhalten. Ich balanciere auf rohen Eiern, bewege mich in einem kommunikativen Eiertanz. Nie ist voraussehbar, in welcher Stimmung ich Lena antreffen werde. Nie weiß ich, welche Äußerung von mir oder welche Situation in der Umwelt einen Wutausbruch hervorrufen wird. Noch mehr, als ich es ohnehin immer schon getan habe, achte ich darauf, was ich sage, wie ich es sage und wie ich auf ihr Verhalten reagiere. Nur alles vermeiden, was wieder einen Wutausbruch hervorrufen könnte. Ich habe schon seit Kinderzeiten Angst vor heftigen Gefühlsausbrüchen, sie verursachen mir physisches Unbehagen. Mein Magen zieht sich zusammen, wenn ich auch nur befürchten muss, dass es wieder zu einer atmosphärischen Entladung kommt.

Wie dein Vater!

Ich ertappe mich dabei, dass ich Lena vorwerfe, sie sei wie ihr Vater. Und es stimmt: Auch Karim konnte ohne (für mich) erkennbaren Grund Wutausbrüche bekommen. Immer wieder denke ich über seine Verhaltensweisen nach, die zu meiner Trennung von ihm geführt haben. Er warf mir schlimme Dinge an den Kopf. Einen Tag später bat er mich um Verzeihung. Er beschimpfte Kassiererinnen, von denen er sich kritisch gemustert fühlte, als Rassistinnen. Wir bekamen Hausverbot. Er brüllte, weil eines der Kinder eine Birne statt einer Banane vom Obstteller nahm. Er reagierte extrem empfindlich auf Geräusche. Das Klappern des Schlüssels am Gürtel machte ihn »wahnsinnig«. Er hielt sich den Kopf und konnte es nicht aushalten.

Für mich brach jedes Mal eine Welt zusammen. Zwischen diesen Ausbrüchen war Karim immer ein liebevoller Vater und Ehemann. Er war es, der wirklich eine symbiotische Beziehung zu Lena hatte. Er stand nachts auf, fütterte sie, trug sie durch die Wohnung, er spielte mit ihr, er kochte wunderbar für sie und uns alle. Als sie fünf Jahre alt war, fing er an, mit ihr Schach zu spielen. Karim war ein einfühlsamer und verantwortungsbewusster Mann. Er kam aus einer südafrikanisch-indischen Familie. Wir lernten uns beim Studium in Kairo kennen und verliebten uns, als er mich im Arabischunterricht um einen Radiergummi bat. Trotz des erheblichen Widerstands seiner indischen Groß- familie heirateten wir. Karim hat viel für mich aufgegeben. War der Bruch mit seiner Familie eine zu große Belastung für ihn?

Wir hatten wenig Geld, studierten beide erst in Kairo, dann in Berlin, arbeiteten nebenbei hart und waren überglücklich, als unser Wunschkind Lena geboren wurde. Aber immer wieder kam es zwischendurch zu diesen nicht vorhersehbaren Ausbrüchen und schwer zu ertragenden Stimmungsschwankungen. Irgendwann liefen wir alle nur noch auf Zehenspitzen, aus lauter Sorge vor einem neuen Wutausbruch oder einem totalen Rückzug, bei dem er mit seiner düsteren Stimmung unsere Wohnung verdunkelte. Ich konnte es nicht mehr aushalten. Ich wollte nicht täglich Angst haben, nach Hause zu kommen. Und ich wollte auch Lena vor diesen heftigen Stimmungsschwankungen schüt- zen. Als sie acht Jahre alt war, entschied ich mich schweren Herzens zur Trennung. Vielleicht litt auch Karim an einer psychischen Störung. Vieles, was ich inzwischen über psy- chische Krankheiten weiß, spricht dafür. Viele von Lenas Verhaltensweisen erinnern mich an sein Verhalten. Und ich erinnere mich, dass auch in seiner Familie ein Zwillings- pärchen an Schizophrenie litt. Vielleicht hätten ihm Medi- kamente helfen können. Wir haben achtzehn Jahre lang zusammengelebt, die meisten davon sehr glücklich. Warum habe ich es mit seinen Stimmungsschwankungen so lange ausgehalten? Weil lange Zeit die schönen Aspekte unserer Ehe überwogen und ich mich nicht von ihm trennen wollte. Aber vor allem, glaube ich heute, weil ich an nichtnormale Verhaltensweisen gewöhnt war.

Wie meine Mutter!

Nicht nur Karim zeigte schwer erträgliche Verhaltensweisen, auch meine Mutter hatte eine psychische Erkrankung, die mein Leben mitbestimmte. Aber lange Zeit wusste ich nicht, worunter meine Mutter litt. Die Krankheit meiner Mutter wurde diagnostiziert, als ich vierzehn war. Man sprach davon, dass diese Krankheit »manisch-depressiv« hieß, aber sie blieb geheimnisumwoben. Ich bekam nur mit, dass meine Mutter öfter für längere Zeit ins Krankenhaus gebracht wurde und blass und schwach zurückkehrte. Ich konnte keine wirkliche Erkrankung an ihr feststellen. Sie war wie immer, manchmal traurig, aber auch auf- und anregend, kreativ und fröhlich. Ihre Traurigkeit erklärte sie mir damit, dass sie an dieser Krankheit leide. Es war ihr wichtig, zu betonen, dass ihre manische Depression *endogen* sei. Damals begriff ich nicht, was das bedeutete, aber ich glaube, es bedeutete für sie, dass sie an ihrer Krankheit nicht *schuld* war. Sie betrachtete ihre Krankheit als ein Versagen, wozu die Reaktionen der Umwelt sicher beitrugen.

Heute, fünfzig Jahre später, erlebe ich bei Lena, dass auch sie ihre Krankheit als Versagen ansieht. Betrachtet jemand Diabetes als persönliches Versagen? Ich glaube, dass der Unterschied darin liegt, dass psychische Krankheiten gesellschaftlich immer noch anders und negativer bewertet werden als somatische Krankheiten. Ich selbst konnte mir schon damals nicht vorstellen, dass jemanden eine *Schuld* an seiner Krankheit treffen könne, weder die Mutter meiner Mutter noch sie selbst. Und auch damals hat mir niemand erklärt, was für eine Krankheit das war und wie man darauf reagieren könnte, wie man der Betroffenen helfen und sich gleichzeitig selbst schützen könnte.

Jahrelang hatte ich nicht mehr an die Erkrankung meiner Mutter gedacht. Als Lenas Diagnose gestellt wurde, lebte meine Mutter bereits seit fünfzehn Jahren nicht mehr. Für mich war damit auch die Krankheit verschwunden. Aber im September 1996 holte sie mich wieder ein. Dennoch dauerte es, bis mir klar wurde, dass es zwischen den beiden Krankheiten einen Zusammenhang geben könne oder müsse.

Es scheint ausreichend belegt zu sein, dass psychische Krankheiten in Familien weitergegeben werden können. Sie müssen nicht zum Ausbruch kommen, aber es besteht eine größere Wahrscheinlichkeit, wenn es eine familiäre Vorbelastung gibt.

Ich glaube heute, dass es zur Krankheit meiner Mutter gehörte, dass sie einen großartigen Kosmos entwarf, in dem sie die tragende Rolle spielte. Diese Rolle passte zu ihr. Sie konnte das Leben für ihre Umgebung zu einem aufregenden Abenteuer machen. Sie war intelligent, charmant, warmherzig und gebildet. Sie war faszinierend, und ich verdanke ihr viele wunderbare Momente und Anregungen. Aber Alltag, Gleichmaß, Sicherheit und Beständigkeit passten ebenso wenig in ihren Kosmos wie schlechte Schulnoten oder eine pubertierende Tochter. Manisch-depressive Menschen können bezaubernd sein und das Leben schöner machen. Was ich nicht wusste, war, dass sie in depressiven Phasen auch feindselig, kritisch und abwertend gegenüber ihrer Umgebung sein können. Für Kinder psychisch kranker Eltern macht es das sehr schwierig, eine eindeutige Haltung gegenüber dem kranken Elternteil zu entwickeln. Man leidet unter den feindseligen Verhaltensweisen und hasst die Mutter oder den Vater dafür. Und in den »wunderbaren« Phasen liebt und bewundert man genau diesen Elternteil wieder und hat ein extrem schlechtes Gewissen, dass man diesen wunderbaren Menschen hassen konnte. Noch heute höre ich von vielen Menschen, die meine Mutter gekannt haben: »Aber sie war doch auch so ein wunderbarer, zugewandter und liebevoller Mensch!« Ja, das war sie. Auch.

Wie tief musste sie aus ihrer Sicht fallen, wenn die Krankheit sie einschränkte, wenn die Depression sie lähmte, wenn ihr das Aufstehen schwerfiel und die Organisation des Haushalts und alltägliche Verrichtungen zu einer ungeheuren Anstrengung wurden. Als Kind hielt ich mich für die Ursache ihrer Traurigkeit und ihrer Verstimmung. Vor der Diagnose Schizophrenie hatte ich nie darüber nachgedacht, dass die Krankheit meiner Mutter einen Einfluss darauf haben könnte, wie ich mit der psychischen Erkrankung meiner Tochter umgehen würde. Jahrelang glaubte ich, die Ursache für Lenas Erkrankung zu sein oder doch zumindest die Ursache für ihre Wut und ihre Aggressivität. Ich musste doch etwas falsch gemacht haben, wenn Lena so »böse« wurde, ebenso wie ich etwas falsch gemacht hatte, wenn meine Mutter »böse« oder traurig war. Ebenso wenig wie meiner Mutter konnte ich Lena Grenzen setzen, sondern litt unter ihren Stimmungen und verdoppelte meine Anstrengungen, alles richtig zu machen und keine Missstimmung hervorzurufen.

Psychisch Kranke fordern viel Aufmerksamkeit und Fürsorge. Schon als Zehnjährige war ich das Publikum für meine Mutter. Ich bewunderte sie, wenn sie von ihren Erfolgen erzählte, und ich war voller Mitgefühl, wenn sie unglücklich war. Früh lernte ich, ihre Stimmungen seismographisch zu erfassen, und versuchte, angemessen darauf zu reagieren. Nie hätte ich ihr widersprochen oder wäre nicht sofort zu ihr gegangen, wenn sie rief. Sie liebte mich, war traurig und brauchte einen Menschen, der ihr ein wenig Liebe zurückgab. Das tat ich. Ich servierte den Tee, hörte zu und applaudierte oder tröstete an den passenden Stellen. Ich begriff früh, was es bedeutet, wenn jemand einen Wunsch äußert und diese Forderung mit »Ich liebe dich doch« begründet. Er wurde in einer Weise vorgebracht, die jede Ablehnung oder jeden Widerspruch als undankbar, gefühlskalt und egoistisch hätte erscheinen lassen. Das alles wollte ich nicht sein. Ich wollte dankbar und lieb sein. Aber ich tat nie genug. Niemand hätte genug für meine Mutter tun können. Niemand kann je genug für einen psychisch kranken Menschen tun. Damals wäre ich gerne die Tochter gewesen, die sie verdient hatte.

Aber es gab auch die andere Seite meiner Mutter. Daher war sie für mich anfangs nicht krank, sondern wunderbar. Sie konnte vergnügt, anregend und zugewandt sein. Sie begeisterte sich für Literatur, lief mit Büchern hinter mir her, weil sie mir unbedingt einen Satz vorlesen musste. Sie nahm mich mit nach Paris und zeigte mir, wo sie als kleines Mädchen mit weißen Kniestrümpfchen und Hut spazieren geführt worden war. Sie liebte die französische Aufklärung und konnte zu jedem Platz oder Gebäude in Paris Geschichte und Geschichten von französischen Revolutionären und Philosophen erzählen, die ich wie ein Schwamm aufsaugte. Von ihr habe ich die Passion für Bücher übernommen. Oft wird Menschen mit einer manisch-depressiven Erkrankung eine ausgeprägte Kreativität zugeschrieben. Auf meine Mutter traf das sicher zu. Wenn es um Bücher, Theater und Musik ging, war sie glücklich. Wenn sie einen Geburtstag, ein Dinner oder eine Reise vorbereiten konnte, war die Depression verschwunden.

Bei meiner Mutter lernte ich, alles hinzunehmen, was sie wollte und sagte. Ich wunderte mich über keine Verhaltensweise, ich hatte ja kein anderes Modell. Vermutlich entwickelte ich schon als Kind die Überlebensstrategie, vorausschauend alles zu verstehen, was andere Menschen wollen. Ich habe feine Antennen dafür entwickelt, zu erspüren, was mein Gegenüber will oder was ihn stört. Ich habe so viel Verständnis und so viel Mitgefühl entwickelt, dass es mir immer schwerer fiel, Grenzen zu setzen.

Ich wusste nicht wirklich, dass meine Mutter krank war und nicht einfach ein Mensch, der mir durch seine unvorhersehbaren Verhaltensweisen das Leben schwermachte. Niemand erklärte mir, was das Etikett »manisch-depressiv« bedeutet oder was ich tun könnte, wenn jemand unter diesen Stimmungen leidet. Und die wunderbaren Momente, die ich mit meiner Mutter erlebte, ließen nicht an eine Krankheit denken.

Die aufregenden und interessanten Momente einer manischen Phase sind es auch, warum manche der Betroffenen niemals auf ihre Krankheit verzichten wollen. Ich bin erstaunt zu hören, dass es ja nicht nur schlecht sei, diese

Krankheit zu haben. »Es ist manchmal auch ganz schön«, lacht uns ein junger Mann verschmitzt an, der gerade aus einem Buch über seine Psychose Details seiner Krankheit vorgelesen hat, die mir erschreckend vorkommen. Als der Regisseur und Schauspieler Stephen Fry am Ende seines Films »The Secret Life of a Manic Depressive« (Das geheime Leben eines Manisch-Depressiven) gefragt wird, ob er den Knopf drücken würde, der ihn von seiner bipolaren Erkrankung befreit, lächelt er den Interviewer an und sagt »Not for all the rice in China« – »um nichts in der Welt!«

Auf Lenas Krankheit war ich mit diesem familiären Hintergrund gut vorbereitet. Auch ihr passte ich mich an, ich nahm jeden Vorwurf ernst und fühlte mich verantwortlich für alles, was sie empfand und tat. Die Aufklärung über die Krankheit ist vierzig Jahre später immer noch genauso mangelhaft wie damals. Bis auf die Ärzte in der Jugendpsychiatrie hat mich selten ein Arzt oder ein Therapeut meiner Tochter über die Therapie (außer der medikamentösen), geschweige denn über die Therapie*ziele*, informiert. Dabei wäre das sehr wichtig gewesen, denn ob ich oder die behandelnden Psychiater oder auch Lena das wollen oder nicht, ich bin ein Teil ihres sozialen Umfeldes und häufig ein sehr großer Teil. Ich kann die Therapieziele unterstützen oder sie – aus Unwissenheit – konterkarieren. Natürlich will ich sie unterstützen, aber wie kann ich das, wenn ich nicht weiß, was das Ziel ist und wie es erreicht werden soll? Ich bin ständig damit beschäftigt, mir (vielleicht unnötige) Sorgen zu machen und finanzielle oder logistische Hilfe zu leisten. Vor allem aber hält mich das *Gefühlsmanagement* in Atem, das notwendig ist, um nicht permanent mit Lena in Konflikt zu leben. Ich erlebe starke, ständig wechselnde Emotionen, deren Ursprung ich nicht kenne. Ich werde beschimpft und als die Ursache der Krankheit angesehen. Lenas Ausdrucksweise ist oft beschämend für mich. Ich muss mit ansehen, wie sie sich vernachlässigt, ich erlebe ihre Traurigkeit. Und bald erlebe ich auch ihre unkontrollierten Geldausgaben, die mich selbst finanziell stark belasten. Niemand hat mir erklärt, dass es sich dabei um Krankheitssymptome handelt und wie ich damit umgehen kann. Die Schizophrenie-Erkrankung meiner Tochter hat eine gravierende Auswirkung auf mein Leben, und sie schwächt mich. Gleichzeitig soll ich ein stabiles soziales und emotionales Umfeld sein. Schizophrenie ist eine Krankheit, die nicht nur die Kranken betrifft, sie betrifft ebenso deren unmittelbares Umfeld.

Psychisch kranke Menschen, weiß ich heute, brauchen Klarheit und Struktur, nicht Nachgiebigkeit bis zur Selbstaufgabe oder Überbehütung. Es wäre für Lena besser gewesen, wenn ich ihr von Anfang an Sicherheit und Klarheit hätte vermitteln können. Wenn ich Grenzen eingehalten, aber auch eingefordert hätte und deutlich gesagt hätte, wann ein Verhalten für mich schwierig oder unerträglich war. Aber als Kind einer psychisch kranken Mutter ist es mir immer schwergefallen, mich Menschen gegenüber durchzusetzen, die ich liebe. Erst der langjährige Umgang mit Lenas Erkrankung und das zunehmende Wissen darüber haben mich gezwungen, auch mich selbst zu verändern. Das ist einer der positiven Lerneffekte im Leben mit einem psychisch Kranken. Das klingt, als ob Lenas Krankheit und meine Auseinandersetzung damit auch ein persönlicher Gewinn seien. Aber insgeheim denke ich oft, dass ich auf diese Erfahrungen gern verzichtet hätte.

Im Juli 2001 beginnt Lena mit einer Ausbildung zur Kosmetikerin. Die Schule macht ihr Spaß, und sie freundet sich schnell wieder mit anderen jungen Frauen an. Sie schminkt mich und hält mir Vorträge über meinen Lipidhaushalt. Meine und ihre Freundinnen müssen sich für Gesichtspflege und Massage zur Verfügung stellen. Nur beginnen auch jetzt nach einiger Zeit wieder ihre aufgeregten Anrufe. Lehrerinnen oder Mitschülerinnen sind Lena zu ruppig oder ihr gar feindlich gesonnen. Jeder kleine Zwischenfall erschüttert ihr Selbstbewusstsein, und ich führe abends lange Gespräche mit ihr, um sie wieder aufzurichten. Lena ist nicht dazu zu bewegen, eine Therapie in Anspruch zu nehmen. Nein, das braucht sie nicht, und dazu hat sie keine Lust. Auch für ihre Wohnung könnte sie eine Hilfe in Anspruch nehmen – die stellt das sozialpsychiatrische System zur Verfügung. Voraussetzung ist aber, dass der Patient einverstanden ist. Und das ist Lena nicht. Nein, sie braucht das alles nicht. Keine Therapeuten, keinen Einzelfallhelfer und keine Hilfe für die Wohnung. Sie hat ja mich.

Wieder muss Lena ins Krankenhaus, aber zu meiner Freude ist sie fest entschlossen, ihre Ausbildung danach zu Ende zu machen. Lena ist oft extrem schüchtern, aber wenn sie sich in einem Thema sicher fühlt, hat sie keine Probleme, vor Publikum zu sprechen oder eine Prüfung zu bestehen.

2002 warte ich wieder mit Herzklopfen und feuchten Händen im Auto vor der Kosmetikschule, bis alles überstanden ist. Sie besteht die Abschlussprüfung und erhält sogar ein besonderes Lob für ihre Leistungen. Lena ist glücklich, und ich bin unendlich stolz auf sie. Wie sie immer wieder versucht, den Anschluss an das normale Leben zu finden, dann von der Krankheit zurückgeworfen wird, aber nicht aufgibt. Ich bewundere Lenas Zähigkeit. Leider ist es nicht einfach, eine Stelle als Kosmetikerin zu bekommen. Trotz mehrerer Praktika besteht für Lena keine Aussicht, angestellt zu werden. Dabei ist das eine Arbeit, die ihr entgegenkommt. Die Kundinnen, vor allem die älteren Damen, lieben sie. Wenn ich sehe, wie süß sie in ihrer weißen Arbeitskleidung aussieht und wie liebenswürdig sie die alten Menschen bedient, bin ich gerührt und muss an die Zeiten denken, in denen sich die gleiche Lena missmutig, unglücklich und aggressiv in ihrem Zimmer verkroch.

Aber wir müssen an die Zukunft denken, Lena ist jetzt 23 Jahre alt und will selbst Geld verdienen. Ich frage mich, wie lange ich wohl in der Lage sein werde, für ihren Unterhalt aufzukommen. Im Juni 2002 lege ich Büro und Wohnung zusammen, um Wege und Kosten zu sparen, und für Lena suchen wir eine separate Wohnung in nicht allzu großer Entfernung. Lena freut sich, die Wohnung wird – wieder einmal – hübsch eingerichtet, und sie fühlt sich dort wohl. Dennoch erleidet sie wieder einen Rückfall, sie kann nicht mehr schlafen, ihre Knie zittern, sie verlässt kaum mehr das Bett, und wieder versinkt ihre Wohnung in Chaos. Eines Nachts bekomme ich um drei Uhr einen Anruf. Eine aufgeregte Lena erklärt mir etwas wirr, sie säße in Neukölln vor einem Döner und habe kein Geld, um nach Hause zu fahren. Sie wisse auch gar nicht, wie sie von Neukölln aus nach Hause käme. Sie sei dort, weil sie zum Tropeninstitut habe fahren wollen, denn im Internet hätte sie gelesen, dass sie vermutlich Malaria habe und eine Spritze brauche. Sie habe das Tropeninstitut aber nicht gefunden. Das Tropeninstitut befindet sich auch gar nicht in Neukölln. Die Vorstellung, dass meine 23-jährige verwirrte Tochter nachts allein

101

in Neukölln vor einem Döner sitzt, behagt mir ganz und gar nicht. Schlaftrunken ziehe ich mich an und fahre so schnell es geht zur angegebenen Adresse. Lena sitzt entspannt auf einer Bank vor dem Dönerladen und kaut. Ob ich ihr auch noch eine Cola kaufen könne, sie habe Durst. Der türkische Besitzer und sein Sohn haben ihr einen Döner geschenkt. Sie hätten sich Sorgen gemacht, sie wäre ja so nett gewesen, aber auch ein bisschen komisch. Ich danke den beiden – Lena hat oft einen Schutzengel gehabt.

Ich kann sie mühsam überzeugen, mit mir in die Klinik zu fahren. Lena schläft tief, als nach einer Stunde ein übernächtigter junger Arzt kommt. Was wir denn wollten, fragt er mich und die langsam aufwachende Lena. Ich habe Hemmungen, meine Vermutung, dass sich wieder ein Schub ankündigt, direkt vor Lena zu äußern. Ich befürchte, dass sie dann empört aufspringen wird und wegläuft. Daher schaue ich den Arzt eindringlich an und sage sehr betont, dass Lena nachts unbedingt zum Tropeninstitut gewollt habe, weil sie meine, an Malaria zu leiden. »Wir sind aber kein Tropeninstitut«, sagt der müde Arzt irritiert. »Das hat jetzt auch gar nicht geöffnet. Da müssen Sie es morgen noch mal versuchen. Hier sind Sie falsch.« Er entschwindet in Richtung Fahrstuhl. Ich hätte ihn umbringen können. Lena will nur noch ins Bett, sie ist satt und müde, und ich setze sie in ihrer Wohnung ab.

Ich schlafe schlecht, weil ich nicht weiß, was die Nacht über mit Lena passiert. Früh am nächsten Morgen erreiche ich die Oberärztin, die sogleich ein Bett für Lena reserviert. Als wir gegen Mittag ins Krankenhaus kommen, wartet ein schlecht-gelaunter und nervöser Arzt auf uns. Wo wir denn blieben, er warte seit einer Stunde auf uns. Wir hatten zwar keinen festen Termin ausgemacht, doch ich bleibe ruhig. Aber nicht Lena. Sie hat ein feines Gespür auch für leise Aggressivität. Im Zimmer der Oberärztin kaut der Arzt auf seinem Brillenbügel und schwenkt ihn hin und her. »Sagen Sie mal, sind Sie nervös?«, faucht Lena ihn an. »Das macht einen ja ganz verrückt mit dem Brillengewackel. Dann gehen Sie doch einfach, wenn Sie nervös sind.« Ich versinke in den Boden, bin aber andrerseits stolz auf Lena. Sie traut sich auszusprechen, was ich gerne selbst gesagt hätte. Die Oberärztin schickt den Arzt souverän zu seinem Termin. Lena kann bleiben, muss allerdings auf die geschlossene Station, weil nur dort ein Bett frei ist. Als Lena auf der Abteilung ist, kommt der junge Arzt und erklärt uns, warum er gestern Nacht so reagiert habe. Es täte ihm leid, wenn ich mir deshalb Sorgen gemacht hätte. »Aber«, fügt er hinzu, »ich war gestern Nacht und bin auch heute nicht der Meinung, dass Ihre Tochter im jetzigen Zustand ins Krankenhaus gehört.« Ich selbst bin aber unsicher und vertraue der Oberärztin.

Dieser junge Arzt, mit dem Lena später vergnügt flirtet und den wir den »Malariaarzt« nennen, erweist sich in der Folgezeit als ein besonders kompetenter Psychiater. Er hilft Lena sehr und ist einer der wenigen, der die Patienten zum Lachen bringt. Er scheut sich auch nicht, den Patienten zu erzählen, sie seien letzte Woche mal wieder »knallepsychotisch« gewesen, und er benutzt die Vokabeln »verrückt« und »irre«. Die Patienten lieben ihn. Nie wieder habe ich einen so zugewandten und entspannten Psychiater erlebt. Heute denke ich, dass er recht hatte. Eine gute Versorgung zu Hause wäre für Lena vollkommen ausreichend gewesen.

Mutter und Vorgesetzte –
keine gute Kombination

Lena und ich müssen uns eine Alternative zur Kosmetikpraxis überlegen. Schließlich kommen wir auf die Idee, dass Lena bei mir eine Ausbildung zur Bürokauffrau macht. »Das ist doch nicht gut«, sagen Freunde. »Das ist viel zu nah für euch beide, das kann gar nicht gutgehen.« Nein, es ist nicht gut. Aber Schizophrenie ist auch nicht gut, und trotzdem müssen Lena und ich uns damit auseinandersetzen. Erst andere Angehörige bestärken mich. Es sei doch geradezu ein Glücksfall, dass ich diese Möglichkeit hätte, meinen sie. Angehörige von psychisch Kranken wissen, wie es für alle Beteiligten ist, wenn Betroffene monate- oder jahrelang ohne Aufgabe den Tag verbringen müssen. Das ist auch nicht gut. Lena und ich versprechen uns gegenseitig, dass wir dieses Projekt mit Disziplin und Freundlichkeit bewältigen wollen. Im August 2003 wird Lena bei der IHK und der Berufsschule angemeldet und hat nun den Status einer Auszubildenden. Sie ist glücklich. Es gab Jahre, in denen sie immer wieder erklären musste, dass sie nichts tut, weil sie längere Zeit krank war. Mit ihrem Azubi-Status ist Normalität in ihr Leben eingekehrt. Wie andere »normale« Jugendliche kann sie auf die Frage, was sie mache, entspannt antworten: »Ich mache eine Ausbildung zur Bürokauffrau.« Und dann kann sie sich ganz »normal« mit anderen Jugendlichen über Dauer, Qualität der Schule oder Universität oder blöde Lehrer unterhalten. Ich freue mich für sie.

Bei unserer Zusammenarbeit gibt es die Tage, an denen Lena engagiert und mit guten Ideen in unserer kleinen Beratungsfirma arbeitet. Ich höre, wie sie ihren Freundinnen am Telefon erklärt, wie man Lebensläufe schreibt, und was sie tun müssen, um einen Arbeitsplatz zu finden. Und dann gibt es die anderen Tage, an denen ich sie morgens wecken muss, weil sie wieder verschlafen hat. Es dauert dann noch zwei Stunden, bis sie bei mir erscheint – meistens mit schlechter Laune oder einfach sehr müde. Ich versuche ihr dann Aufgaben zu übertragen, die sie trotz Müdigkeit erledigen kann. Alle zehn Minuten muss sie auf den Balkon, um eine Zigarette zu rauchen. Oft merke ich erst nach einer Weile, dass sie auf dem Sofa liegt und tief schläft. Natürlich könnte ich sie nach Hause schicken und ihr sagen, dass sie gar nicht mehr kommen soll. Für mich wäre das deutlich weniger anstrengend. Aber sie muss ihre Ausbildung korrekt absolvieren, in der Berufsschule ein Arbeitstagebuch führen und für die IHK-Prüfung vorbereitet sein. Es ist für uns beide nicht leicht. Ich habe das Gefühl, dass ich Lena wie eine zentnerschwere Last vor mir herschiebe. Oder sie hinter mir herziehen muss, immer mit dem Ziel vor Augen, dass im Juni 2006 die Prüfung ansteht. Weiter mag ich nicht denken. Wir müssen es einfach schaffen.

Natürlich behalten die Warner recht. Es werden drei extrem anstrengende Jahre, auch für Lena. Sie hat große Stärken, wenn es darum geht, mit Klienten Termine abzusprechen oder mit der Personalabteilung ein Seminar vorzubereiten. Oft wird meine liebenswürdige Mitarbeiterin gelobt. Aber natürlich haben wir unterschiedliche Vorstellungen von vielen Aufgaben, und dadurch entsteht Stress. Sie kommt oft zu spät, und ich bin hin- und hergerissen zwischen Rücksicht auf ihre Krankheit und meiner Rolle als Arbeitgeberin. Die größte Schwierigkeit für Lena ist allerdings der Besuch der Berufsschule. Lena ist älter als die meisten Jugendlichen, hat aber schon lange keine Schulerfahrung mehr. Sie tut sich schwer damit, den Lehrern und Schülern zu erklären, warum sie mit 23 in der Berufsschule sitzt, während die anderen Schüler 16 bis 18 Jahre alt sind. Die Neuroleptika, die sie weiterhin nehmen muss, machen sie müde, so dass sie in der Schule oft einschläft. Auf einem Elternabend habe ich Mühe, aufgebrachte Lehrerinnen zu beruhigen. Ich erzähle ihnen, dass Lena an einer Stoffwechselerkrankung leide und Tabletten dagegen nehmen müsse, die sehr müde machen. Daher habe Lena auch dermaßen zugenommen. Zu dieser Zeit wiegt sie über 100 Kilo, worunter sie sehr leidet.

Mir wird oft gesagt, dass Lena die Schule so engagiert durchgehalten hat, weil ich so viel für sie getan habe. Es stimmt, ich habe sie unterstützt. Aber viele andere Menschen mit Psychiatrie-Erfahrung – und auch viele ohne diese Erfahrung – hätten nicht so durchgehalten, wie Lena es getan hat. Lena hat nicht ein einziges Mal davon gesprochen, die Schule abzubrechen. Trotz aller Rückschläge, Krankenhausaufenthalte, abfälligen Kommentare ihrer Mitschüler oder der Lehrer, trotz Tränen und Kämpfen zwischen ihr und mir, hat sie immer an ihrem Vorhaben festgehalten, einen vernünftigen Abschluss zu machen. Darüber bin ich froh.

Lena nimmt wieder ab. Ich weiß, was das bedeutet: Sie hat ihre Tabletten abgesetzt. Ich bin besorgt, aber auch verärgert, dass sie es nicht durchhält, ihre Tabletten regelmäßig zu nehmen. Wer allerdings die Nebenwirkungen dieser Neuroleptika kennt, wird mehr Verständnis dafür aufbringen. Neuroleptika oder Antipsychotika bedeuten für viele Patienten eine extreme Gewichtszunahme, Libidoverlust oder Impotenz. Vor allem aber bewirken sie einen erheblichen Verlust an Lebensfreude. Besonders belastend im Alltag ist aber die extreme Müdigkeit, die durch die Tabletten bewirkt wird. Seitdem ich mir dessen bewusst bin, wundere ich mich nicht mehr, dass die Patienten eine Zigarette nach der anderen rauchen, um gegen dieses lähmende Gefühl anzukämpfen. Tasse um Tasse Kaffee oder auch Cola, in die noch Pulverkaffee geschüttet wird, sind auch die Norm auf psychiatrischen Stationen. Einen schwachen Eindruck der Nebenwirkungen bekomme ich, als mir Betablocker verschrieben werden, weil die plötzlichen Blackouts und das Herzrasen nicht aufhören. Eine Woche lang laufe ich durch einen dicken, dämpfenden Wattenebel, der jeden Schritt, jeden Satz und jede Aktivität zu einer gewaltigen Anstrengung werden lässt. Ich setze die Tabletten sofort wieder ab und kann seither Lena verstehen. Mir hat es nicht geschadet, aber Lena kann ich trotz allem Verständnis nicht empfehlen, ihre Tabletten abzusetzen. Bislang hat genau das immer wieder zu einem neuen Ausbruch der Psychose geführt.

Lena verliebt sich

Eine Zeitlang höre ich außerhalb der Arbeitszeit wenig von Lena. Dann kommt plötzlich ein vergnügter Anruf von ihr. »Mami, wie geht es dir? Weißt du, ich habe Frank wieder getroffen, du weißt doch, der nette Besitzer von diesem Café, und jetzt bin ich total glücklich. Die letzten Monate habe ich fast die ganze Zeit bei ihm gewohnt.« Sie sprudelt vor Freude und muss mir alles über die wunderbaren Eigenschaften von Frank erzählen. Ich bin überrascht und freue mich vorsichtig. Lena klingt stabil und glücklich. Ich erinnere mich an Frank, den etwas schrägen Cafébesitzer, der immer schon an unseren Tisch kam, wenn ich dort mit Lena saß. Frank ist fast zwanzig Jahre älter als Lena. Wir verabreden uns, und bei Spaghetti und Cola erzählt Lena mir, dass Frank immer schon in sie verliebt gewesen sei. Und dass sie jetzt dauernd bei ihm im Café säße, er habe auch ganz tolle Freunde, die wirklich interessant seien. Lena scheint dort von allen bewundert zu werden. Das tut ihr sichtbar gut. »Und ich helfe ihm jetzt auch mit der Buchhaltung, er ist da ein totaler Chaot. Ich habe erst mal alles geordnet und für den Steuerberater vorbereitet. Er ist mir unheimlich dankbar.« Dann erzählt Lena allerdings, dass er eine Freundin mit Sohn habe, nur sei diese gerade für einige Monate in Italien bei ihrer Familie. Aber er wolle sich sowieso von ihr trennen. Ich wage es nicht, ihre Freude zu trüben, bin aber besorgt. Lena kann große Enttäuschungen und den damit verbundenen Stress nicht verkraften. Aber selbst wenn ich etwas sagen würde – welche verliebte junge Frau würde auf den Rat ihrer Mutter hören?

Es ist ungewohnt für mich, nicht täglich von Lena angerufen zu werden. Oder mich am Sonntag nicht aufraffen zu müssen und etwas mit ihr zu unternehmen, damit sie nicht so alleine ist. Ich beobachte mich dabei, dass ich an Wochenenden etwas ziellos durch meine Wohnung wandere, weil ich nicht weiß, was ich tun soll. Es ist eine merkwürdige Erfahrung, dass auch die Abwesenheit ständiger Störungen und permanenter Anspannung ein Vakuum hinterlassen kann. Es dauert einige Wochen, bis ich mich daran gewöhnt habe und nicht mehr angespannt darauf warte, dass ein Anruf kommt. Ich muss lernen, meine Sorge, wie es Lena wohl geht, abzulegen.

Eines Tages taucht sie schluchzend bei mir auf.

Franks Freundin ist zurückgekommen, und Lena kann ihn nur noch im Café sehen oder wenn die Freundin bei der Arbeit ist. Und nein, er hat sich noch nicht von ihr getrennt, er hat Angst vor dem Sohn. Es ist eine große Enttäuschung für Lena. Vier Monate hat sie mit Frank zusammengewohnt und geglaubt, dass diese Beziehung dauerhaft sein würde. Wie alle Frauen in so einer Situation hat sie die Freundin ausgeblendet. Lena wird immer aufgeregter, ihre Anrufe werden immer wirrer. Ich erfahre, dass es nicht nur die Freundin ist, die Lena nicht guttut. Frank konsumiert Substanzen, die für einen Menschen mit psychischer Erkrankung schwere Konsequenzen haben können. Und natürlich hat Lena auch etwas davon probiert. Ihre Anrufe kommen jetzt wieder täglich, sie weint und erzählt mir von den Wirrungen der Beziehung, der drohenden Insolvenz von Franks Café, seiner Freundin und dem aggressiven Sohn. Lena rutscht wieder in eine Krise, und ich bringe sie ins Krankenhaus.

Nur eine somatische Krankheit ist eine gute Krankheit

Acht Jahre Dauerstress, Angst und Sorgen hinterlassen auch bei mir ihre Spuren. Herzrhythmusstörungen und chronische Schmerzen gehören inzwischen zu meinem Leben. »Ich glaube, dass Menschen, die als psychisch krank diagnostiziert werden, ein gebrochenes Herz haben«, lese ich. Auch wenn das nicht wörtlich zu nehmen ist, glaube ich das sofort. Und ich glaube, dass das Herz von Angehörigen ebenfalls Risse bekommen kann. Niemand kann sich erklären, woher meine plötzlichen Herzrhythmusstörungen kommen, die Ärzte loben mein gesundes Herz. Auf meine

Frage nach den Ursachen antwortet der junge Arzt. »Könnte es sein, dass Sie in den vergangenen Jahren etwas Stress hatten?«, fragt er. Das könnte sein.

Überrascht stelle ich bei mir fest, dass ich angesichts meiner Erkrankungen eine gewisse Genugtuung empfinde. Endlich wird sichtbar, dass alles zu viel für mich ist. Endlich darf ich ein wenig jammern, endlich werde ich – ein bisschen – bemitleidet. Das tut mir gut. Auch meine Mutter konnte offener über ihre Brustkrebserkrankung als über ihre Depression sprechen. Endlich wurde sie angerufen, gefragt, wie es ihr geht. Sie unterhielt sich am Telefon über die Diagnose, Therapien und die Frage, wie man die Kleidung attraktiv umschneidern könne. Sie bekam Ratschläge und Hinweise auf gute Ärzte. Vor allem aber begegnete ihr Empathie. Sie bekam Blumen, und man fragte, ob man ihr helfen könne. »Wir sind für dich da!«, hörte sie zum ersten Mal. Vor ihrer Krebserkrankung hatte sie schon über zehn Jahre an manischer Depression gelitten. Wirklich gelitten. Ich glaube nicht, dass sie jemals einen Blumenstrauß bekam mit einem Kärtchen: »Alles Liebe. Ich hoffe, dass das Lithium hilft und du bald nicht mehr so depressiv sein musst!«

Auch ich wurde plötzlich angerufen, man erkundigte sich nach meinem Befinden und ob ich Hilfe bräuchte. Es gab Blumensträuße und Obst, Ratschläge und freundliche Zuwendung. Warum hat vorher selten jemand zu mir gesagt: »Ich koche heute Abend ganz schön für dich, weil deine Tochter an Schizophrenie leidet«? Schon beim Aufschreiben dieses Satzes merke ich, wie merkwürdig das klingt. Wer einer Angehörigen – oder dem Erkrankten – eine Freude machen will, der sollte sich überlegen, was er tun würde, wenn derjenige eine Blinddarmoperation überstanden hätte. Ein

Buch, Weintrauben oder eben die selbstgekochten Spaghetti, »weil es für dich nicht einfach ist, an dieser Krankheit zu leiden!« oder: »weil es für dich nicht einfach ist, dass Lena krank ist!«. Das reicht. Freunde können und müssen das Problem nicht lösen, sie haben jedes Recht, ihr eigenes Leben zu leben. Aber sie können einen ab und an erkennen lassen, dass sie wissen, wie schwierig es oft ist. Inzwischen haben wir Freunde und Freundinnen, die mich oder Lena in dieser Weise unterstützen. Vielleicht wissen sie gar nicht, wie sehr sie uns damit helfen.

2004 | Abenteuer in Südafrika

Lena hat bald Sommerferien, sechs lange Wochen, in denen sie nichts zu tun hat. Ich denke mit Grausen daran, denn die einzige Lösung scheint mir, dass sie in der Zeit weiterhin ins Büro kommt. Für uns beide eine anstrengende Option.

Bei einem Straßenfest entdecken wir den Stand einer Jugendorganisation, mit der Lena während ihrer Schulzeit immer nach Schweden oder an die Ostsee in Jugendcamps gefahren ist. »Lena, wie geht es dir denn? Was machst du denn so? Wir haben ja ewig nichts mehr von dir gehört!« Sie wird fröhlich begrüßt und freut sich, hat aber gleichzeitig Angst zu erzählen, was sie in der Zwischenzeit erlebt hat. Die anderen studieren, sind verheiratet, haben Kinder oder arbeiten schon. Lena hingegen fehlt ein großes Stück Leben. Mir zieht es das Herz zusammen. Ich sehe Lenas Gesicht, ihre Verlegenheit, das Gefühl, vor allen anderen versagt zu haben. Sie haben ein Leben, Lena hat – noch – keins. Leise erzählt sie, dass sie jetzt eine Ausbildung macht und vorher krank war. Aber keiner der jungen Menschen nimmt Anstoß daran, die Information wird einfach hingenommen.

112

Ich ziehe mich ein bisschen zurück, damit Lena mit ihren alten Freunden reden kann. Nach einer Weile kommt sie aufgeregt zu mir. Die Jugendorganisation bietet während der Sommerferien eine dreiwöchige Fahrt nach Südafrika an. Lena war ein einziges Mal mit ihrem Vater in Südafrika und hat immer begeistert davon erzählt. Und sie könnte Karim bei dieser Gelegenheit in Johannesburg besuchen. Ich freue mich für sie und bin gleichzeitig erleichtert, dass ich dann drei freie Wochen vor mir hätte, in denen ich mir keine Sorgen um sie machen muss. Sie verabredet sich gleich zum nächsten Vorbereitungstreffen und sieht vergnügt aus.

Am Flughafen empfängt uns ein bunter Haufen aufgeregter Jugendlicher. Palästinensertücher, Rastalocken oder kahlgeschorene Köpfe. Lena mit ihrem Ringel-T-Shirt sieht dagegen brav und niedlich aus, aber sie wird herzlich empfangen. Die Gruppe erzählt, dass sie mit einem hohen politischen Anspruch nach Südafrika fährt und dort die Genossen unterstützen will. Ich betrachte sie nachdenklich. Ob die Südafrikaner auf dieses Trüppchen gewartet haben?

Lena und ich umarmen uns zum Abschied, und ich bin allein, zum ersten Mal seit acht Jahren. In einem Café trinke ich mehrere Tassen Espresso. Was soll ich mit der gewonnenen Zeit anfangen? Die Sorge um Lena lässt mich natürlich doch nicht ganz los. Wird alles gutgehen? Wird sie Karim treffen können? Werden die anderen Jugendlichen nett zu ihr sein? Aber sie ist erwachsen – ich muss ihr zutrauen, für sich selbst zu sorgen. Zwei Tage später telefonieren wir. Es gehe ihr gut, sie sei müde, aber Südafrika sei toll und die anderen Teilnehmer nett. Papa sei vorbeigekommen und habe sie mit zu seiner Familie genommen, die total lieb sei, und sie hätten E-Mail-Adressen ausgetauscht. Seine beiden Söhne seien auch süß.

Die Jugendlichen wohnen in einem billigen kleinen Hostel mit Schwimmbad, und Lena hat sich mit der Vermieterin angefreundet, mit der sie oft zusammensitzt und Tee trinkt. Die Vermieterin und ihr Sohn haben ihr auch gesagt, dass sie lieber nicht mit den anderen durch Johannesburg oder gar Soweto laufen solle, denn die Südafrikaner, sowohl Schwarze wie Weiße, hätten diesen Hippie-Gammellook gar nicht gerne. Und die Inder sowieso nicht, weiß Lena. Die Vermieterin hat auch afrikanische Gerichte für sie gekocht, und Lena hat alle mit einem echten Curry beeindruckt.

Ich bin erleichtert, Lena geht es gut. Mit dem Sohn der Vermieterin hat sie einen Schutzengel gewonnen. Also konzentriere ich mich ganz auf meine Arbeit und gönne es mir, mit Freunden essen zu gehen. Trotzdem begleitet mich ein Grundrauschen von Angst. Egal wie oft ich mir sage, dass ich mich entspannen kann, es verlässt mich nie, denn innerlich rechne ich ständig damit, dass etwas passiert.

Vier Tage später ruft mich Lena in anderer Stimmung an: »Mami, die anderen sind scheußlich zu mir. Sie machen sich ständig lustig, weil ich so viel schlafe, aber du weißt doch, dass mich die Tabletten immer so müde machen. Die Sylvie will nicht mehr mit mir im Zimmer schlafen. Und dann kiffen und saufen die auch ständig, aber ich will das nicht mitmachen, das weißt du doch, wegen der Tabletten. Und neulich sind die anderen alle ins Kino gegangen und haben mich nicht mitgenommen«, schluchzt sie. Wieder zeigt sich, dass es ihr schwerfällt, sich in einer Gruppe von Gleichaltrigen zu behaupten. Jede Kritik, jedes harsche Wort trifft sie tief. Ich versuche sie zu beruhigen, frage sie nach ihren Erlebnissen und nach Südafrika. Sie findet dort alles schön, mag die Vermieterin und wird von deren Familie zum Essen eingeladen. Langsam beruhigt sich Lena und berichtet von den Aktivitäten der Gruppe. Sie waren bei einer Jugendorganisation des ANC und haben dort über die Entwicklung in Südafrika diskutiert. Sie meint, dass die jungen Südafrikaner von dem gammelig aussehenden Grüppchen nicht sehr begeistert waren. Vielleicht schätzt Lena die Situation richtig ein, vielleicht fühlt sie sich auch nur ausgegrenzt. In jedem Fall spüre ich mit Sorge, dass sie sich von den anderen Jugendlichen distanziert. Nach unserem langen Telefonat scheint sie aber wieder etwas beruhigt zu sein, im Gegensatz zu mir. Sehr gut schlafe ich diese Nacht nicht. In den nächsten Tagen telefonieren wir noch ein- oder zweimal kurz – ich versuche, Lena auf diese Weise zu stabilisieren und wünsche mir nur noch, dass sie bald zurückkommt. Vier Tage vor dem Rückflug nach Berlin klingelt nachts um drei das Telefon. »Hi love, I am Mrs. Nkosi from the hostel in South Africa.« Mein Blutdruck schnellt nach oben. Was ist passiert? Warum ruft sie mich nachts an? Leider wüssten sie nicht, wo Lena sei, erklärt mir Frau Nkosi. Sie sei abends um 19 Uhr weggegangen, um ins Kino zu gehen. Sie hätte ihr abgeraten und gesagt, dass ihr Sohn sie später begleiten könne. Aber Lena hätte unbedingt ins Kino gehen wollen. Sie sei auch etwas aufgeregt gewesen. Aber ich solle mich nicht beunruhigen, sie würden sich um Lena kümmern, gerade sei ihr Sohn mit zwei Freunden losgegangen, um die Kinos in der Nähe abzuklappern. Sie würde mich später wieder anrufen und gibt mir vorsichtshalber ihre Nummer.

Ich ziehe mich an und sitze zitternd neben dem Telefon. Ich hatte geglaubt, meine Angst könne nie größer sein als zu Lenas schwierigsten Krankheitsphasen. Aber es kann immer noch schlimmer kommen. Lena ist 8000 Kilometer von mir entfernt um drei Uhr nachts allein in einer Stadt mit der höchsten Kriminalitätsrate der Welt. Eine halbe Stunde später rufe ich Frau Nkosi wieder an. Sie ist freundlich und versucht, mich zu beruhigen. Nein, sie hätte noch keine Neuigkeiten. Soll ich sofort einen Flug nach Johannesburg nehmen? Frau Nkosi rät ab. Sie würde mich umgehend anrufen, wenn sie etwas hört. Wieder eine Stunde neben dem Telefon, in der meine Panik wächst. Wenn ich wenigstens irgendjemanden anrufen könnte! Plötzlich klingelt das Telefon. Frau Nkosi erklärt mir, dass Lena angerufen habe. Sie wisse nicht mehr, wie sie nach Hause käme, und sei mit ein paar total netten Typen in einer Billardkneipe. Geld für ein Taxi habe sie nicht mehr. Nein, sie könne leider nicht genau sagen, wo sie sich gerade befinde, aber es gehe ihr gut. Nur vorhin seien da so blöde Typen gewesen, die hätten sich geprügelt, aber die seien jetzt weg. Sie verstehe überhaupt nicht, warum Frau Nkosi sich Sorgen mache. Es ist eine etwas wirre Geschichte, die Lena erzählt. Frau Nkosi ist böse mit Lena, so etwas könne man in Südafrika nicht tun, das sei einfach zu gefährlich. Aber nun würde ihr Sohn versuchen, mit den Jungen zu sprechen, mit denen Lena Pool Billard spielt, und sie dann mit dem Taxi abholen. Sie würde mich sofort wieder anrufen. Gegen fünf Uhr bringt Frau Nkosis Sohn Lena endlich nach Hause. Sie ist erschöpft, aber es geht ihr gut. Sie redet ein bisschen wirr. Es scheint, dass die jungen Männer froh waren, dass sie abgeholt wurde, weil sie durch Lenas Verhalten etwas verunsichert waren. Lena berichtet mir dann, dass sie die Tabletten abgesetzt habe, weil die anderen sie wegen des vielen Schlafens ausgelacht hätten. »Ich will nicht

116

immer so müde sein, Mami. Ich will doch alles mitmachen.«
Im Gespräch versuche ich, sie zu beruhigen, etwas anderes
kann ich jetzt ohnehin nicht tun. Frau Nkosi sorgt dafür,
dass Lena schlafen geht, und rät mir, in Berlin zu bleiben.
Sie verspricht, auf Lena aufzupassen und sie drei Tage später
mit der Gruppe ins Flugzeug zu setzen. Die nächsten Tage
telefonieren wir mehrmals täglich, ich versuche, den Kontakt
permanent aufrechtzuerhalten. Was für ein Glück, dass die
Jugendlichen ausgerechnet im Hostel von Frau Nkosi über-
nachtet haben!

Als Lena endlich in Berlin ankommt, sehe ich so-
fort, dass nichts gut ist. Die anderen halten sich von ihr fern,
und ich spüre, dass sie froh sind, Lena loszuwerden. Ich kann
es ihnen nicht verübeln: Sie wussten nichts von Lenas Erkrankung und waren mit ihrem unverständlichen Verhalten
überfordert. Es war ihnen unheimlich. Zu Hause lasse ich
Lena ausschlafen, bekoche sie und versuche, wieder Ruhe
einkehren zu lassen. Aber meine Bemühungen kommen zu
spät. Sie hat schon seit zwei Wochen ihre Tabletten nicht
genommen, die vielen neuen Eindrücke haben sie aufgeregt
und sicher auch das Treffen mit ihrem Vater, von dem sie
jahrelang nichts gehört hatte. Immer wieder erzählt sie wirre
Geschichten über die Armut in Südafrika, die sie als schrecklich empfand, und sie weiß nicht, ob sie noch auf der Reise
ist oder schon wieder zu Hause. Eine Woche später muss ich
sie wieder ins Krankenhaus bringen. War es falsch gewesen,
sie nach Südafrika reisen zu lassen? Ich mache mir Vorwürfe. Aber sie hat doch auch Schönes dort erlebt, und noch
heute erzählt sie begeistert von dieser Reise. Die schwierigen Momente scheint sie auszublenden oder vergessen zu
haben. Sie schwärmt von der Waterfront in Kapstadt, Radio

Bushhouse, dem wunderbaren Essen und den süßen kleinen Geschwistern.

Ist das für einen gefährdeten Menschen der Preis für neue, intensive Eindrücke? Solche Eindrücke bergen jedes Mal die Gefahr, dass der oder die Betroffene von ihnen überfordert wird und einen Zusammenbruch erleidet. Aber wäre es richtig, einem gefährdeten Menschen jedes Wagnis auszureden, jedes Risiko zu ersparen, nur damit nichts passiert? Ganz sicher nicht, denke ich heute.

Lena kann das Krankenhaus pünktlich zum Schulanfang wieder verlassen. Vielleicht muss ich darüber schon froh sein.

2005 | Immer mehr Schulden

Ab und zu besuche ich Lena zu Hause, offenbar hilft es ihr, wenn ich mich beim Lernen neben sie setze. Es ist erstaunlich, wie Lena inmitten ihres Chaos vor ihrem Laptop sitzt und ungestört lernen kann.

Mir gelingt es weniger gut, das Durcheinander einfach auszublenden, so dass ich meine Besuche bei Lena nutze, um ein wenig Ordnung zu schaffen. Das macht sie nervös, aufgeregt will sie jedes Stück Papier sehen, ehe ich es in den großen blauen Plastiksack befördere. Ich verspreche ihr, nichts ungefragt wegzuwerfen, sondern ordentliche Stapel zu machen, so dass sie dann entscheiden kann. Dabei entdecke ich zu meinem Entsetzen eine Mahnung ihres Vermieters. Sie ist nicht nur einen Monat, sondern gleich zwei Monate mit der Miete im Rückstand. Meine hektische Suche ergibt weitere Mahnungen für Handyrechnungen, Rechnungen von der Telekom, für bestellte Waren und von der Bank wegen Überziehung ihres Dispokredits. Ich bin fassungslos. Lenas Schulden belaufen sich auf fast 2000 Euro. Auf mein Nachfragen reagiert sie gereizt: »Das kann doch mal passieren, das ist doch nicht so schlimm. Ich zahle das schon zurück. Ich musste mir einfach ein paar Sachen kaufen. Und man muss ja auch mal telefonieren können. Ich habe sowieso schon so wenig Freundinnen, da muss ich eben telefonieren. Du hast doch schließlich auch schon mal deinen Dispo überzogen, nun meckere doch nicht gleich so herum. Außerdem geht dich das gar nichts an.« Sie versucht, mir die Mahnungen aus der Hand zu reißen. Aber ich muss diese Schulden aus der Welt schaffen, ich bin dazu erzogen, dass man keine macht, und es ist mir peinlich, vor allem der Bank gegenüber. Lenas Bank ist auch meine Bank.

Ich weiß zu diesem Zeitpunkt nicht, dass auch das unmäßige Geldausgeben ein Merkmal der psychischen Erkrankung ist. Vor allem der manisch-depressiven oder (wie es heute heißt) bipolaren Erkrankung. In diesem Moment halte ich es einfach für ein verantwortungsloses, unmögliches Verhalten von Lena. Ich bin wütend auf sie. Wie kann sie so etwas tun? Wie kann sie mich in eine Situation bringen, die mich zwingt, ihre Schulden zu bezahlen?

Es ist nicht das erste Mal, dass mich Lenas Verhalten in Konflikt mit meinen konventionellen Vorstellungen von »richtigem« Verhalten bringt. Keine Schulden machen, nicht auffallen, sich in der Öffentlichkeit ordentlich kleiden, im Restaurant nicht schreien – ich muss lernen, damit umzugehen, dass Lena sich an diese Regeln nicht immer halten kann. Es ist einfach zu sagen, dass wir Angehörigen nur nicht damit umgehen können, dass sich jemand unangepasst verhält. Es ist ebenso einfach, uns Angehörigen vorzuwerfen, dass wir nur brave, angepasste Kinder wollen, die im herkömmlichen Sinn erfolgreich sind. Es ist vor allem dann leicht, wenn man noch nie mit einer solchen Situation konfrontiert war. Wir Mütter und Väter (Geschwister, Großeltern, Partner und andere Angehörige) von psychisch Kranken sind gezwungen, den Umgang mit diesen verstörenden und für uns oft beschämenden Verhaltensweisen zu lernen. Aber die Umwelt sollte auch Verständnis dafür haben, dass es uns manchmal schwerfällt.

Zu Hause bezahle ich alle Rechnungen. Lena verspricht mir hoch und heilig, dass sie nie wieder die Miete vergessen und besser auf ihre Ausgaben achten wird. Ich glaube ihr. Sie ist ja jetzt nicht krank, sondern wirklich vernünftig.

Die nächste Reise mit einer Freundin nach Helsinki besteht Lena unbeschadet. Ich bin erleichtert, aber die Ernüchterung folgt auf dem Fuße. Auf meinem nächsten Kontoauszug sehe ich, dass Lena enorm viel Geld mit meiner EC-Karte abgehoben hat, die ich ihr für den Notfall mitgegeben hatte. Als ich sie zur Rede stelle, wird sie aggressiv und überschüttet mich mit Erklärungen.»Ich *musste* ja ab und zu für Nelli bezahlen im Restaurant, schließlich war ich eingeladen, und dann *musste* ich auch die anderen einladen. Und dann *musste* ich ein Taxi nehmen, ich kannte schließlich den Weg nicht. Und dann *musste* ich …, und dann *musste* ich …!« Und überhaupt solle ich mich nicht so anstellen, sie würde schließlich alles zurückzahlen. Ihre Geldforderungen werden immer größer. Sie bittet mich um Geld, weil sie nichts zu essen oder keine Zigaretten mehr habe. Ihr Ausbildungsgehalt ist höher als das von Bank-Azubis, aber sie kommt mit ihrem Geld nicht zurecht. Wieder steht eine Miete aus. Lena bittet mich, eine zum zweiten Mal angemahnte Telefonrechnung zu bezahlen. Sie hat Angst davor, dass ihr das Telefon abgestellt wird. Nelli ruft mich wütend an, weil Lena ihr Geld schuldet. Ich bezahle die Miete, die

Telekomrechnung und Nelli. Meine Bank ruft an, weil der Dispo meiner Tochter ausgeschöpft ist und die Daueraufträge für Miete, Strom etc. nicht bezahlt werden können. Mein Bankberater, der mich seit über zwanzig Jahren kennt, weiß, dass er mir das nicht sagen darf. »Ich tue das nur, Frau Berg-Peer«, sagt er zu mir, »weil ich mir Sorgen um Ihre Tochter mache.« Er kennt unsere Situation. Wir vereinbaren, dass sie keinen Dispo mehr bekommt, ich zahle das Geld zurück und hoffe, dass damit alles erledigt ist. Aber am nächsten Tag verrät er mir kleinlaut, dass Lena nach meiner Rückzahlung ihren Dispo umgehend ausgeschöpft habe. Und von meinem Geschäftskonto habe sie auch noch Geld abgehoben. Ich verlange die Geschäftskarte von Lena zurück. Sie schreit mich wütend an. Ich erkläre dem Bankberater, dass mit dieser Karte nichts mehr abgehoben werden darf, und zahle alles zurück. Er will mit der Kollegin in der Filiale sprechen. Zwei Wochen später ruft er mich wieder an und erklärt, dass der Dispo erneut ausgeschöpft ist. Nun habe er an allen Filialen einen Vermerk hinterlegen lassen, dass Lena keinen Dispo mehr bekommen darf. Das entspricht nicht den Richtlinien der Bank, aber er will mir helfen. Lenas Geldverbrauch wächst weiter. Es kommen Mahnungen von Handyanbietern, Versandhäusern. Die Telekom schickt erneut Mahnungen, ebenso wie der Vermieter und der Stromanbieter. Manchmal zeigt Lena sie mir, weil sie Angst hat, dass ihr der Strom abgestellt wird. Ich schimpfe mit ihr und versuche ihr zu erklären, dass sie so nicht weitermachen kann. Aber Lena versteht nicht, weshalb ich ihr Vorhaltungen mache. Sie *muss* diese Dinge haben, sie *muss* doch einfach mit Freunden telefonieren können, das würde ich ihr doch wohl gönnen. Und sie *musste* diesen Handyvertrag haben, weil er so günstig war … Wenn ich Lena kritisiere, reagiert sie heftig, schreit mich an und beschimpft mich.

Es geht nicht mehr –
die rechtliche Betreuung

Nach einem besonders schlimmen Ausbruch fahre ich heulend zum Büro des Verbands der Angehörigen psychisch Kranker e. V. – ApK. Ich brauche Hilfe, alleine weiß ich nicht weiter. Wie soll ich nur dieses unentwegte Geldausgeben stoppen? Lena macht sich unglücklich damit – und mich auch. Ich kann und will das nicht mehr alles bezahlen. Ich brauche dringend Rat und Trost.

Es tut mir gut, beim Verband auf einen Menschen zu treffen, den das, was mich erschüttert, nicht im Geringsten überrascht. Ja, das kenne sie, sagt Frau T., das passiere häufig in schwierigen Phasen. Das extreme Geldausgeben gehöre dazu. Es sei typisch. Dann wird Frau T. praktisch. »Jetzt machen Sie mal Folgendes. Sie gehen zum Amtsgericht in Ihrem Bezirk und beantragen eine Betreuung. Gehen Sie gleich so verheult dahin, und berichten Sie alles genau so, wie Sie es mir gerade erzählt haben. Die nehmen das auf, und dann wird Ihre Tochter brieflich benachrichtigt und muss vor Gericht erscheinen. Der Richter entscheidet dann darüber. So, wie Sie das schildern, wird er bestimmt entscheiden, dass Ihre Tochter eine finanzielle Betreuung braucht.« Es ist beruhigend, dass mir jemand sagt, was zu tun ist, dass ich nur einen Rat befolgen muss. Frau T. ist selbst Betreuerin ihrer 45-jährigen Tochter, die vor über zwanzig Jahren an Schizophrenie erkrankt ist. Aber sie rät mir dringend davon ab, die Betreuung selbst zu übernehmen, da Lena doch etwas rabiater sei als ihre Tochter. Das glaube ich Frau T. sofort. Ich mag mir gar nicht vorstellen, welches Geschrei es gäbe, wenn ich Lenas Geld rationieren müsste. Dem wäre ich nicht gewachsen.

Als ich beim Gericht auftauche und berichte, was in den vergangenen Wochen vorgefallen ist, reagiert die Rechtspflegerin erstaunt. Warum Lena denn noch nicht im Krankenhaus sei? Das seien doch klare Indikationen für eine Krankenhauseinweisung. Sie guckt mich streng an. Ich sehe ihr an, dass sie nicht versteht, wie eine Mutter derartig verantwortungslos mit ihrer kranken Tochter umgehen kann.

Wie nicht anders zu erwarten, ist Lena außer sich vor Wut, als sie von meinem Antrag beim Amtsgericht erfährt. Ebenso wie ich erhält sie eine Einladung zu einem Gespräch mit einer Psychiaterin, die ein Gutachten schreiben soll. Schon der Brief führt zu einer lautstarken Auseinandersetzung am Telefon. Wir treffen uns zu dritt in einem Restaurant. Die Psychiaterin unterhält sich mit Lena, fragt nach ihrer Situation und ihrem Umgang mit Geld. Lena ist die Liebenswürdigkeit in Person. Gewandt antwortet sie auf alle Fragen, gesteht mit einem kleinen Lächeln in meine Richtung ein, dass ihr in der Vergangenheit ein paar Ausrutscher passiert seien, dass sie tatsächlich ein bisschen zu viel Geld ausgegeben habe, dass mit ihrem Konto jetzt aber alles völlig in Ordnung sei. Niemand würde nach diesen Ausführungen vermuten, dass Lena psychisch krank ist. Die Gutachterin macht sich Notizen und fragt sich vermutlich, weshalb ich wohl zum Gericht gegangen bin. Wie immer fällt es mir schwer, in Gegenwart von Lena auf die tatsächlichen Schwierigkeiten hinzuweisen. Ich bin blockiert und möchte eine Szene, zu der es unweigerlich kommen würde, vermeiden. Plötzlich steht Lena auf, um vor der Tür eine Zigarette zu rauchen. In dem Moment, als ich mit der Gutachterin allein bin, breche ich in Tränen aus. Ich kann nicht mehr. Sie ist überrascht, als ich ihr erzähle, was in den letzten Monaten passiert ist und wie viel Geld Lena tatsächlich ausgegeben hat. Als Lena wiederkommt, konfrontiert die Gutachterin sie mit meinen Informationen. Lena wirft mir einen hasserfüllten Blick zu. Wütend brüllt sie, dass ich sie entmündigen lassen wolle und dass ich total übertreibe. Andere Freundinnen hätten auch Schulden und niemand würde deswegen zum Gericht gehen. Aber ihre beschissene Mutter fange an zu heulen, um die Gutachterin zu beeindrucken. Ich versuche mich unsichtbar zu machen und die irritierten bis bösen Blicke der anderen Gäste zu ignorieren. Immerhin lernt die Psychiaterin durch Lenas Ausbruch eine andere Seite kennen. Entsprechend verfasst sie das Gutachten, und vor Gericht bekommt Lena eine Betreuerin, die sich künftig um ihre Finanzen und Mietangelegenheiten kümmern wird. Lena tobt und giftet mich telefonisch mit den übelsten Beschuldigungen an. Bis heute hat sie es mir nicht verziehen, dass ich sie habe »entmündigen« lassen, wie sie es immer noch nennt. Mir geht es nach dem Gespräch und nach Lenas Ausbrüchen monatelang schlecht. Ich verkrieche mich, heule und frage mich, wie ich das alles weiter ertragen soll. Es ist furchtbar, seinem Kind so etwas anzutun, auch wenn ich weiß, dass es nicht anders geht.

Selbsthilfe hilft!

Es hat Jahre gedauert, bis ich vom ApK gehört habe. Alle ehrenamtlichen Beraterinnen und Berater des Verbands haben selbst Erfahrung mit einem kranken Kind oder Partner. Alle sind selbst belastet und permanent in Sorge um ihren Angehörigen. Aber sie bieten praktische und emotionale Hilfe für Angehörige, die noch überwältigt sind von dem, was ihr Leben erschüttert hat. Und die sich ebenfalls erfolglos um Hilfe und Aufklärung durch Ärzte und Therapeuten bemüht haben. Wenn ich Fragen habe oder völlig verzweifelt bin, kann ich vorbeikommen oder anrufen. Mir wird zugehört – endlich versteht jemand meine Situation, meine Angst und Unsicherheit. Ich bekomme praktische Tipps und die Ermutigung, auch an mich zu denken. Dort darf ich Frustration und Wut zeigen. Ich darf weinen. Manchmal können wir sogar zusammen lachen über die schlimmen, komischen, verrückten Dinge, mit denen wir konfrontiert sind. Der ApK wurde von Eltern gegründet, die sich, ähnlich wie ich, plötzlich in einer ausweglosen Situation mit ihren erkrankten Kindern befanden. Niemand informierte oder beriet sie, die Ärzte sprachen selten mit ihnen, und sie erfuhren kaum von anderen, die ein ähnliches Schicksal hatten. Heute gibt es in jedem Bundesland einen Angehörigenverband, an den man sich wenden kann. Der Bundesverband der Angehörigen, BApK, hat eine informative Webseite, gibt Broschüren heraus, veranstaltet Tagungen und ist inzwischen auch ein Gesprächspartner der Politik. Seit einigen Jahren existiert eine bundesweite telefonische Beratungsstelle, SeeleFon, bei der man sich jederzeit informieren lassen kann. Es ist schon einiges erreicht. Heute weisen manche Ärzte frühzeitig auf den Verband hin, und an vielen Kliniken gibt es Angehörigengruppen, die von einem Mitglied des ApK geleitet werden. Dennoch erlebe ich, dass viele Angehörige erst nach Jahren von diesem oder anderen Beratungsangeboten hören. Ich würde mir wünschen, dass es außerdem mehr Gruppen für Angehörige gibt, an denen Menschen mit Psychoseerfahrung beteiligt sind. Aus Gesprächen mit ihnen habe ich viel gelernt. Vor allem aber haben sie mir Hoffnung gemacht: Wenn ich die engagierten, kreativen und auch heiteren Menschen bei selbstorganisierten Veranstaltungen erlebe, kann ich mir immer vorstellen, dass auch Lena eines Tages wieder ein gutes Leben führen kann und wird. Ich habe von ihnen gelernt, nicht immer ängstlich auf die Zukunft zu hoffen, sondern mich an jedem guten Tag für Lena und für mich zu freuen. Auch meine Aufgeregtheit bei jeder neuen Krise kann ich nun in einem anderen Licht sehen. »Lassen Sie uns doch unsere Krisen«, sagte ein junger Mann nach einem Vortrag zu mir. »Wir werden schon damit fertig. Wenn Mütter aufgeregt reagieren, macht es das für uns noch schwieriger.«

Sturz in den Müll

Eines Abends komme ich zu Lena und will sie ermuntern, gemeinsam mit mir ihre Wohnung aufzuräumen und zu putzen. Nach dem Büro fahre ich mit Reinigungsmitteln, Eimer und Staubsauger zu ihr. Lena wird schon nach wenigen Minuten gemeinsamen Hantierens müde und muss rauchen. Ich sammle den Müll vom Fußboden auf, putze, sortiere schmutzige Wäsche und fülle Mülltüte um Mülltüte. Auch zwei Stunden später sieht man noch kaum etwas von meinem Versuch, das Chaos einzudämmen. Im kleinen Badezimmer türmen sich Säcke mit schmutziger Wäsche – ich weiß nicht, wie diese Wäscheberge jemals gewaschen und getrocknet werden sollen. Es bleibt nicht aus, dass wir streiten – sie macht mich aggressiv mit ihrer Trägheit und ihrem Unwillen, auch nur ein wenig zuzupacken. Vermutlich mache ich sie mit meiner hektischen Aktivität ebenso nervös. Schließlich bin ich vollkommen erschöpft und beschließe, die Mülltüten nach unten zu bringen. Da ich nicht alles auf einmal tragen kann, bitte ich Lena, mir zu helfen. Sie hat keine Lust, sie ist nicht angezogen, sie hat keine Schuhe an. Wütend packe ich so viele Tüten, wie ich tragen kann, und gehe zum Aufzug. Unten suche ich nach den Mülleimern. Weil es um halb zehn Uhr abends bereits dunkel ist, stolpere ich über einen Betonsockel und stürze der Länge nach hin. Inmitten des Mülls liegend, der aus den aufgerissenen Tüten quillt, spüre ich einen unbeschreiblichen Schmerz in meiner Hand. Der Zeigefinger steht in einem extremen Winkel von der Hand ab – er ist ausgekugelt. Ich lasse mich wieder in den Dreck fallen und heule. Aufstehen kann ich nicht, weil ich mich nicht abstützen kann. Mein Handy habe ich nicht dabei, aber ich könnte es ohnehin nicht bedienen. Eine klebrige Flüssigkeit läuft über meine Knöchel. An der Hand mit dem ausgekugelten Finger hängen Teeblätter und Joghurt. Niemand ist da, den ich um Hilfe bitten könnte. In diesem Moment, in dem ich nachts heulend und mit ausgekugeltem Finger in einem Müllhaufen liege, steigt eine unbändige Wut in mir hoch. Ich wünsche mir, keinen einzigen Tag mehr weiterleben zu müssen.

Nach einer halben Stunde erscheint Lena rauchend mit einer einzelnen Mülltüte in der Hand und ruft nach mir. Sie hat sich nun doch gewundert, dass es so lange dauert. Zum Glück hat sie ihr Feuerzeug bei sich, so dass sie mich findet und mir helfen kann, aufzustehen. Auf dem Podest sitzend bemühe ich mich, jede Bewegung mit dem schmerzenden Finger zu vermeiden. Autofahren ist unmöglich.

Ich fange wieder an zu weinen. Es ist, als ob mich plötzlich jegliche Kraft verlassen hat. Nun ist auch Lena besorgt und ruft einen Nachbarn an, der mitten in der Nacht kommt und mich ins Krankenhaus fährt. Zwei Stunden warten wir im überfüllten Wartezimmer. Die Schmerzen sind kaum zu ertragen. Schließlich werde ich hineingerufen, und der Arzt fragt erschrocken, wie lange ich denn schon warte, denn ein ausgekugeltes Gelenk müsse so schnell wie möglich wieder eingerenkt werden. Das hätte ich gleich am Empfang sagen müssen. Soll ich erwidern, dass ich genau das laut und deutlich beim Empfang gesagt und meine Hand auch noch hochgehalten habe? Ich bin zu desillusioniert und zu erschöpft, um etwas zu erklären. Ich zucke mit den Schultern und antworte nicht. Um zwei Uhr nachts bin ich schließlich im Bett. Von dieser schrecklichen Nacht ist mir ein Andenken geblieben: Bis heute ist der Zeigefinger nicht so beweglich wie die anderen Finger.

Prüfung bestanden!

Im Juli 2007 besteht Lena auch die beiden letzten schriftlichen Fächer und hat nur noch die mündliche Prüfung vor sich. Mit Kommunikationsfähigkeit und Charme gelingt es ihr, in Prüfungen eine angenehme Atmosphäre zu schaffen, vor allem wenn die Prüfer männlich sind. Wie bei ihrem Realschulabschluss sitze ich dem Herzinfarkt nahe vor der Schule. Die letzten zehn Jahre haben ihre Spuren bei mir hinterlassen. Der mitleidige Hausmeister bringt mir einen Stuhl und ein Glas Wasser. Wieder kommt eine strahlende Lena aus der Prüfung. Sie sieht mein blasses Gesicht und fragt besorgt und erstaunt: »Was hast du denn, Mama?

Irgendwas nicht in Ordnung?« Trotz meiner Erschöpfung muss ich lachen. Natürlich ist alles in Ordnung. Die vielen Jahre mit Kummer, meinen Unterstützungsbemühungen, gesundheitlichen Problemen und finanziellen Sorgen zählen nicht mehr. Lena hat bestanden, sie hat jetzt einen ordentlichen IHK-Abschluss. Sie hat das geschafft, was ihr die Ärzte nicht zugetraut haben.

Die bestandene Prüfung ist eine große Bestätigung für Lena. Sie ist überglücklich, hat viele Pläne und kann gleich im Anschluss an die Prüfung ein Praktikum beginnen. Sie ist in der »normalen« Welt angelangt, hat eine Tagesstruktur und freut sich über ihr kleines Gehalt. Das erste Geld, das sie nicht ihrer Mutter verdankt! Es tut ihr gut und damit auch mir. Nur mein Coaching hört nicht ganz auf. Mehrmals am Tag ruft sie mich an, um von etwas zu berichten, was sie irritiert. Oder um zu fragen, ob sie in einer bestimmten Situation richtig gehandelt habe. Oft kann ich sie kaum verstehen, weil sie dermaßen schluchzt. Eine Kollegin ist ihr gegenüber etwas harsch. Jemand hat sie kritisiert, ihr gesagt, dass sie nicht einfach eine Tasse in der Küche benutzen darf, sie muss ihre eigene Tasse mitbringen. Die Rituale der Bürokultur sind Lena noch fremd. Es sind Kleinigkeiten, aber sie bringen sie aus dem Konzept. Sie braucht eine Anlaufstelle, die ihr in kritischen Situationen immer wieder Rückhalt und Zuwendung sichert. Telefonisch rate ich ihr, so gut ich kann. Es ist oft anstrengend für mich, aber ich würde alles tun, um nicht erleben zu müssen, wie mein Kind wieder in eine furchteinflößende, für mich nicht erreichbare Welt verschwindet. Und es scheint zu funktionieren. Ihre Arbeit wird geschätzt, und sie bekommt das Angebot, ihr Praktikum zu verlängern. Selbstbewusst lehnt Lena ab, sie will jetzt »richtig« arbeiten.

Einige Tage später ruft sie mich voller Stolz an. Ohne jede Unterstützung hat sie einen Arbeitsplatz gefunden und auch schon den Arbeitsvertrag unterschrieben. Eine Woche später beginnt sie bei einer Versicherungsgesellschaft. Die Arbeit am Computer liegt ihr. Sie kann sich die Zeit selbst einteilen, und über ein Programm lässt sich überprüfen, wie viel sie geschafft hat. Sie belehrt mich über Sach- versus Personenschaden und erzählt lachend von den merkwürdig formulierten Forderungen mancher Antragsteller. Monatelang erreicht sie den ersten Platz unter den Kolleginnen und ist wütend, als plötzlich eine neue Kollegin ihr diesen Platz streitig macht. Aber sie kämpft sich wieder an den ersten Platz. Ich freue mich, dass sie wieder Ehrgeiz entwickelt, eine Sache gut zu machen, etwas leisten und erreichen will. Ich freue mich über alle Regungen und Verhaltensweisen von Lena, die »normal« sind. Es ist eine schöne und befriedigende Zeit für Lena. Und ich kann sehen, wie gut ihr diese Struktur tut. Sie *muss* morgens aufstehen, sich zurechtmachen und pünktlich bei der Arbeit erscheinen.

Lena ist krank, aber nicht dumm

Eines Tages ruft mich die Betreuerin an und fragt, ob Lena nicht mehr bei ihrer Versicherungsgesellschaft arbeitet. Es sei diesen Monat kein Geld auf Lenas Konto eingegangen. Ich falle aus allen Wolken. Schließlich stellt sich heraus, dass es Lena mit einem cleveren Schachzug gelungen ist, die Betreuerin auszutricksen. Sie hat ein Konto bei einer neuen Bank eröffnet und es ihrem Arbeitgeber als Gehaltskonto angegeben. Auf dieses Konto hat die Betreuerin zunächst keinen Zugriff. Lena hat einen kleinen Punktsieg über mich, das Gericht und die Betreuerin errungen. Trotz meines Ärgers kann ich nicht umhin, Lenas Zähigkeit und ihren Einfallsreichtum zu bewundern. Weniger bewundere ich allerdings, dass sie die Situation auch gleich genutzt hat, um den neuen Dispositionskredit bis zum letzten Cent auszuschöpfen. Alles innerhalb von ein paar Tagen.

2008 | Unsere Reise nach Indien

Nach den Anstrengungen der letzten Jahre wächst in mir der Wunsch, eine lange Reise zu unternehmen. Und sie soll nicht nur lang sein, sie soll mich auch in eine wirklich fremde Welt führen, weg von Alltag, Krankheit und Krankenhaus. Warum nicht Indien? Schließlich ist Lenas Vater Inder. Und ich liebe indisches Essen und die üppigen Farben der Saris und der Gewürze.

Soll ich allein nach Indien fahren? Es kommt mir ein bisschen unfair vor. Lena reist gerne und wollte immer schon ihre »Wurzeln« kennenlernen. Wenn wir vor ihrer Krankheit gemeinsam auf Reisen gingen, waren es immer schöne Erlebnisse. Schon mit vier Jahren war sie ein richtig guter »Kumpel«. Und dann erinnere ich mich, dass mir zu Beginn von Lenas Krankheit eine Mutter erzählte, wie froh sie über jede Reise war, die sie mit ihrer kranken Tochter unternehmen konnte. Jedes schöne gemeinsame Erlebnis ist etwas, das bleibt, wenn die Krankheit schlimmer werden sollte.

Lena ist begeistert, als ich ihr von dem Projekt erzähle, auch, weil ich sie als Stütze für mich brauche. Sie kann mehrere Wochen Urlaub nehmen, und dann geht es los.

Aber bereits bei der Vorbereitung ergeben sich die schönsten Auseinandersetzungen. Sie möchte für 27 Tage genau 54 T-Shirts mitnehmen. »Es ist da schließlich total heiß, und dann schwitze ich, und da muss ich mich zweimal am Tag umziehen können. Und wer soll da meine T-Shirts im Hotel waschen? Und außerdem kann ich wohl selbst entscheiden, was ich mitnehme. Ich trage meine rote Reisetasche ja auch selbst.«

»Wie willst du denn in die rote Reisetasche 54 T-Shirts plus drei Jeans ...«

»Wieso drei Jeans? Das reicht doch nie. Ich muss mindestens vier Jeans und die drei schwarzen Hosen mitnehmen, die ich in Griechenland gekauft habe. Und außerdem brauche ich zweimal Turnschuhe, dreimal Sandalen und dann zweimal Flipflops und ...«

»Aber Lena, du hast doch versprochen, dass du mir beim Koffertragen hilfst, und außerdem waschen die in Indien alles, und deshalb nehme ich ganz wenig mit, du weißt doch, mein Rücken ...« Wir streiten bis zum letzten Tag und freuen uns auf Indien.

Am 8. Oktober 2008 kommen Lena und ich aufgeregt am Flughafen an. Zum zehnten Mal überprüfe ich, ob ich einen doppelten Ausdruck aller Flugdaten, Hotelbuchungen, Kopien von Pässen und Versicherungsunterlagen dabeihabe. Wo ist der USB-Stick, auf dem ich alle gescannten, wichtigen Papiere gespeichert habe? Endlich können wir unsere Gepäckberge aufgeben – zwei große Schalenkoffer, eine unförmige Reisetasche, eine Umhängetasche mit siebzehn Büchern. Dazu kommen Lenas Rucksack, in dem sich neben einer Videokameraausrüstung noch Zeichenblöcke, Stifte und fünf Bücher befinden und unsere Handtaschen, in die wir alles gequetscht haben, was in unsere Koffer-Ruck-sack-Sammlung nicht mehr hineinpasste. Zunächst fliegen wir nach Brüssel, von dort geht die Reise mit einer indischen Fluggesellschaft weiter. Auf dem Brüsseler Flughafen beschwert sich eine schlechtgelaunte Lena über meine schwere Büchertasche und ärgert sich über den langen Weg zum Abfluggate nach Chennai. Aber ihre Züge glätten sich, als sie auf dem Weg dorthin die ersten Saris und Turbane sieht – und fröhliche indische Kinder. Junge Frauen mit glänzend schwarzem Haar in wunderschönen bunten Saris und Goldschmuck an Armen, Händen und Ohren. Die Mütter ebenfalls in Saris, darüber unförmige beigefarbene Strickjacken, das Haar in dicken Knoten mit bereits angegrautem Mittelscheitel und an den Füßen offene Sandalen mit Stricksocken. Die Männer in eleganten Hemden und mit dicken goldenen Armbanduhren, an den Füßen ebenfalls Sandalen, aber ohne Socken.

Uns geht es gut, jetzt hat die Reise wirklich begonnen! Erwartungsvoll steigen wir in die Maschine der Jet Airways und werden dort von freundlichen und bildschönen Flugbegleitern und Flugbegleiterinnen begrüßt. Lena blüht auf, während sie die Speisekarte studiert. »Wir nehmen keinesfalls vegetarisch, nicht? Und auch keinesfalls continental!« Nein, nehmen wir nicht, ab jetzt tauchen wir vollständig in den indischen Kulturkreis ein.

Wir starten pünktlich, und ich beobachte interessiert die indischen Familien, die sich für den langen Flug strategisch geschickt auf den vielen leeren Sitzen verteilen. Umgehend streifen alle ihre Sandalen ab und ziehen dicke Flugzeug-Socken über. Wie es auch betagte und umfangreiche Inderinnen schaffen, ihre Füße graziös auf dem Sitz unter sich zu falten, ist mir ein Rätsel. Ich bekomme schon beim Zusehen einen Krampf.

Lena weiß intuitiv, wie man den Bildschirm aktiviert und Musik hören, Filme sehen, News lesen oder E-Mails schreiben kann. Ich weiß zwar nicht, wie sie es schafft, gleichzeitig die Kopfhörer des Flugzeugs und die ihres Handys zu benutzen, aber sie kann das. Alles ist, wie wir es uns erhofft haben: Das Essen ist köstlich, die vier Filme sind unterhaltsam, und schlafen kann ich auch. Es gibt eine kurze Missstimmung, als Lena plötzlich aufwacht. Ein dunkler Kopf mit abstehenden Haaren und wirrem Gesichtsausdruck taucht aus einem Wust von Decken (sie brauchte zwei), Kissen, Kopfhörern und Handykabeln auf, wobei ein letzter Colarest über Sitz und Decke fließt. »Ich habe Hunger!«, tönt es laut und ärgerlich, wie das bei Menschen ist, die versuchen, sich trotz Kopfhörern im Ohr mit ihrer Umgebung zu verständigen. Es sind ja auch schon zwei Stunden seit dem Mittagessen vergangen. »Wir bekommen später etwas«, versuche ich sie zu beschwichtigen.

»Nein, hier steht …«, der Kopf taucht auf der Suche nach der Speisekarte unter das Gewirr von Decken, Kissen, Kabeln und Cola. »Wo ist die, die hatte ich dir gegeben.«

»Nein, ich hatte meine eigene …«

»Das stimmt nicht, vorhin habe ich dir gezeigt, dass es Chicken biryani gibt und da …« Sie bekommt meine Karte und beweist mir, dass das Dinner längst hätte da sein müssen, aber nicht kam, und dass es jetzt bis Chennai nichts mehr gibt und sie außerdem rauchen will und es ohne Essen bis Chennai nicht aushält. Ich finde noch ein verbogenes kleines Weißbrotdreieck, das wir in Brüssel für € 7,50 als Masala-Sandwich gekauft hatten. Alles ist wieder gut, ich empfehle ihr einen arabischen Film, der ihr gefällt, und dann kommt auch schon der liebenswürdige Flugbegleiter und fragt, ob sie »veg« oder »non / veg« zum Dinner haben möchte und ob sie vielleicht sofort eine Cola möchte. Damit ist der Rest des Fluges wieder entspannt und schön. Am Flughafen empfängt uns ein fröhlicher Fahrer mit weißen Zähnen und einem blütenweißen Hemd, der unsere Kofferlandschaft klaglos in seinen ebenso strahlend weißen Van hievt. Seine Züge verdüstern sich lediglich, als Lena sich eine Zigarette anzündet. Er guckt mich kurz vorwurfsvoll an, zeigt aber sofort wieder sein höfliches Lächeln. Später erfahre ich, dass keine noch so emanzipierte Inderin vor ihren Eltern rauchen würde. Eine anständige Frau tut so etwas nicht. Das tun nur »working girls«. Aber selbst wenn Lena das wüsste, könnte ihr nichts gleichgültiger sein. Sie raucht fröhlich weiter und freut sich auf das erste echte Curry.

Strahlende Kellner und Chilisauce zum Frühstück

Der Morgen ist so, wie ich es mir von einer Reise in das ferne Indien erhofft habe: Ich trete aus dem Zimmer in eine feuchtwarme Hitze. Um mich herum ein grüner Park mit Palmen und mir unbekannten üppigen Pflanzen. Magere kleine Frauen in bunten Saris fegen Blätter von den Wegen. Herumalbernde junge Männer in Hawaiihemden, die hier zur Uniform gehören und jeden Tag eine andere Farbkombination aufweisen, schieben Wagen mit Bettwäsche und Putzmitteln. Ich werde Lena wecken, um gemeinsam zu frühstücken. In ihrem Cottage ist alles dunkel und ruhig. Ich klopfe vorsichtig, keine Reaktion. Ich klopfe etwas stärker und rufe ihren Namen. Schließlich schlage ich energisch gegen die Tür. Schlappende Schritte kommen näher, und die Tür öffnet sich. Ein dicker Inder im Lunghi, mit nacktem Oberkörper und verstrubbelten Haaren guckt mich verschlafen an und fragt unfreundlich: »What's wrong with you? Why are you shouting?« O Gott, ist das peinlich. Ich entschuldige mich wortreich und haste zum nächsten Cottage. Ja klar, Nr. 19 und nicht Nr. 17. Aus Cottage Nr. 19 dröhnt unüberhörbar indisches Fernsehen, das ist meine Tochter. Ich klopfe laut, um den Lärm zu übertönen, und verkünde, dass ich zum Frühstück gehe. Lena guckt ähnlich verstrubbelt, verschlafen und unfreundlich wie der dicke Inder, verspricht aber, mich gleich beim Frühstück zu treffen. Ich beschließe, ab jetzt niemanden mehr zu wecken.

Frühstück gibt es in einem großen Zelt mit Strohdach, das, wie wir später erleben, den Monsun-Regengüssen nicht immer standhält. Aber das macht nichts, im Gegenteil, das ist dann Erlebnisfrühstück, wo wir beim Gang zum Buffet über ein Flüsschen hüpfen müssen, ebenso wie die Kellner, die Cocktails und Chicken Korma lachend über Pfützen balancieren, dabei noch den Sturzbächen durch die Ritzen des Zeltdaches ausweichend. Ich lese die Schildchen über den vielen Schüsseln: Dhosa, Idlis, Kokos-Chutney, Tomato-Chutney, Dhaal, Cauliflower und anderes, das ich weder lesen noch aussprechen kann. Ich nehme zwei von den weißen Küchlein, die Idlis heißen, dazu etwas geschmorten Masala-Blumenkohl, Tomaten- und Kokos-Chutney. »How do you want your eggs, madam?«, werde ich gefragt. Ich betrachte die kleingeschnittenen Zwiebeln, grünen Chilis, Käsestückchen, Schinken und gehackten Tomaten. »Rührei mit Zwiebeln, Chilis und Tomaten, bitte.« Das wird während der Indienreise mein Frühstück sein. Die Teller werden mir aus der Hand genommen, »I will bring you, madam!« Die Freundlichkeit ist überwältigend, ich werde umhegt und umsorgt. Das Rührei schmeckt herrlich, der Toast ist warm und die Butter zerläuft schön. Kokos-Chutney und Tomaten-Chutney passen wunderbar zum scharfen Rührei.

Auftritt Lena, in eine Rauchwolke gehüllt. Sie muss man nicht bitten, sich das Essen bringen zu lassen. Sie nimmt alle freundlichen Gesten mit Grandezza an. Ich empfehle Chili-Rührei. »Very, very spicy!«, bittet sie die Kellner, die sich seit ihrem Eintreten um unseren Tisch versammelt haben und sie anstrahlen. Ich schaue mit Staunen und Freude auf sie. Ist das meine Tochter, die noch vor kurzem so unglücklich und aggressiv war?

Schizophreniekonferenz in Indien

Ich habe das Glück, in Chennai zu einer internationalen Schizophrenie-Konferenz eingeladen zu sein, bei der ich etwas über die Situation von Angehörigen in Deutschland berichten darf. Es ist beeindruckend, von internationalen Wissenschaftlern über die neuesten Ergebnisse der Schizophrenieforschung informiert zu werden, auch wenn ihre Erkenntnisse nicht viel Grund zur Hoffnung geben. Erschreckend sind Berichte, wie in Indien vor allem in der Landbevölkerung psychisch Kranke behandelt werden. Nicht selten müssen Psychiater in den Kliniken erst schwere Eisenketten von den Füßen der Patienten entfernen.

Lena kommt mir auf diesem Kongress ständig abhanden. Ich suche sie beim Buffet, bei den Vorträgen, bei Filmen. In ihrer neuen indischen Kleidung fällt sie mit ihrem dicken schwarzen Zopf unter den vielen Inderinnen nicht auf. Manche der Wissenschaftlerinnen sind überrascht, wenn ich ihnen von hinten meinen Arm um die Schultern lege und sie auf Deutsch anspreche.

Interessant ist, dass nach meinem Vortrag ein Zuhörer aufsteht und sagt, dass ich nur das Wort »Deutschland« gegen das Wort »Indien« austzutauschen bräuchte, denn das Gesagte treffe genau so auch auf Indien zu. Alle im Saal klatschen zustimmend. Und ebenso interessant und bezeichnend ist es, dass bei der Ankündigung des thematischen Blocks »Angehörige« die Mehrzahl der Psychiater eilig aufsteht und schnell den Saal verlässt. Auch da scheint es eine große Übereinstimmung zwischen Indien und Deutschland zu geben.

Lena und ich genießen Indien. Es ist eine wunderbare Zeit mit ihr. Wir lieben das Klima, das Essen und die schönen Menschen und finden es herrlich, Rikscha zu fahren. Sie lernt einige indische Worte und bezaubert Inder, die sich interessiert danach erkundigen, wer ich denn sei. »This is my mum!«, verkündet Lena jedes Mal strahlend. Ungläubige Blicke in meine Richtung, wackelnde Hälse und engagierte Diskussion untereinander. Dann richten sich alle Blicke auf mich: »Adopted?«

Wir sind traurig, als wir wieder zurückfliegen müssen – wir wären gern noch geblieben. Meine geheime Angst, dass Lena während unserer Reise einen Rückfall erleiden könnte, hat sich nicht erfüllt. Zwei Jahre später erzählt mir Lena, dass auch sie Angst davor hatte.

Am 15. November 2008 kommen wir aus Indien zurück. Am 26. November schießen pakistanische Terroristen in Mumbai drei Tage lang wahllos auf Menschen in einem Hotel und in der Innenstadt. CNN berichtet Tag und Nacht.

Lena arbeitet seit zehn Tagen wieder bei der Versicherungsgesellschaft. Einen Tag vor dem Attentat erzählt sie mir stolz, dass ihr ein fester Vertrag angeboten wurde. Ob ich vorbeikommen könnte, um ihn mit ihr durchzusehen? Wir verabreden uns für das Wochenende. Am Freitag ruft sie mich aufgeregt an und erzählt eine wirre Geschichte über Kolleginnen, die unfreundlich seien, und über das Attentat, das sie die ganze Nacht lang im Fernsehen verfolgt habe. Es sei so furchtbar, sagt sie, sie weint. Wir reden eine Weile, und sie wird wieder ruhiger. Am Samstag fahre ich zu ihr, und sie zeigt mir ihren Vertrag. Schon als ich ihre Wohnung sehe, weiß ich, in welchem Zustand Lena ist. Es herrscht ein unvorstellbares Chaos. Ein unausgepackter Koffer steht im Eingang, ein anderer liegt am Boden, Hosen, T-Shirts, Bücher und Kosmetikartikel sind durch die ganze Wohnung verstreut. Lena ist nervös, verhaspelt sich und findet den Vertrag nicht. Als sie ihn schließlich aus einem Bündel von Kleidung herauszieht, wird mir heiß vor Schreck. Der Vertrag ist auf jeder Seite mit unentzifferbarem Gekrakel und farbigen Markerstrichen überzogen.

In dem Film »A Beautiful Mind – Genie und Wahnsinn« geht die Ehefrau des an Schizophrenie erkrankten Mathematikers John Nash in einen Schuppen, in dem ihr Mann – wie sie glaubt – an einem Projekt arbeitet. Sie ist fassungslos, als sie die Tür öffnet. Wände und Tische sind bedeckt mit einem unvorstellbaren Gewirr von Zetteln, Zeichnungen, Fotos, die ein merkwürdiges Muster ergeben. Man kann den Wahnsinn *sehen*. Der Kranke bringt das Chaos in seinem Kopf in die Realität.

Ich hole tief Luft und beginne, ruhig mit Lena über den Vertrag zu sprechen. Es ist bereits schwierig, eine zusammenhängende Unterhaltung mit ihr zu führen. Sie redet immer wieder von Mumbai, und sie hat Angst. »Stell dir vor, Mami, wir waren doch gerade da! Es ist so schrecklich«, und sie fängt an zu weinen. Einige Tage später ruft sie mich an und erzählt, dass es ihr bei der Arbeit sehr schlechtgegangen sei und dass man sie nach Hause geschickt habe. Die Betriebsärztin habe ihr freundlich geraten, sich auszuruhen. Sie könne gern wiederkommen, wenn es ihr bessergehe. Es ist wieder einmal so weit. Lena berichtet, dass ihr Bildschirm am Arbeitsplatz schwarz wird und dass dann Bilder aus Mumbai auf dem Bildschirm erscheinen. Und dass sie Angst hat, dass die Menschen, die wir in Mumbai kennengelernt haben, vielleicht auch verletzt wurden.

Wir waren nie in Mumbai gewesen.

2008 | Wie wirkt sich Schizophrenie aus?

Nicht nur die Krankheit ist ein Schock, auch die geringe Unterstützung für uns Angehörige und die Unfähigkeit des Systems, Menschen zu helfen, die krankheitsbedingt selbst keine Hilfe suchen, ist ein großer Schock.

Es war ein harter Lernprozess für mich, dennoch immer wieder zu versuchen, Hilfe auch gegen den Willen Lenas zu mobilisieren.

Die unverständlichen, zerstörerischen, feindseligen bis aggressiven Verhaltensweisen als Krankheit zu verstehen ist schwierig. Diese Verhaltensweisen würden wir bei jedem gesunden Menschen ablehnen und uns dagegen zur Wehr setzen. Bei Schizophrenie kommt es zu Störungen der Wahrnehmung, der Kognition, der Emotionen und des Verhaltens. Symptome sind Wahnvorstellungen, Halluzinationen, desorganisiertes Denken und Verhalten. Man spricht von Positivsymptomen, wenn es zu Halluzinationen, Stimmenhören oder Wahnvorstellungen wie Paranoia, Angst vor Vergiftung kommt, wenn der Kranke befürchtet, dass Botschaften aus dem Radio oder Fernsehen empfangen werden können, dass andere Menschen seine Gedanken kontrollieren, oder wenn der Patient meint, über außergewöhnliche Kräfte zu verfügen (Größenwahn). Oft sind es genau diese »verrückten« Wahrnehmungen oder die Verhaltensweisen, die Außenstehende besonders erschrecken.

Mit *Negativsymptomen* bezeichnet man Verhaltensänderungen, Verlust von Energie und Motivation, Apathie oder auch Mangel an Ehrgeiz. Hinzu kommen *kognitive Symptome* wie Gedächtnisstörungen, die eingeschränkte Fähigkeit, einem Gedanken zu folgen, oder die Unfähigkeit, den Alltag zu bewältigen, was ein dauerhaftes normales Arbeitsleben oder das Aufrechterhalten einer Beziehung schwierig macht. Vor allem die Negativ-Symptome und die kognitiven Störungen beeinträchtigen das Leben vieler Menschen mit Schizophrenieerkrankung. Und oft sind es genau diese Verhaltensänderungen, die für Angehörige zu einer schweren Belastung werden.

Lena ist in Krankheitsphasen voller Unruhe, kann bei keinem Thema bleiben, und ihr Blick ist unstet. In solchen Phasen darf ich sie nicht anfassen, ihre Hände zittern, sie stößt an Möbel, und dauernd fällt ihr etwas herunter. Ihr scheint es schwerzufallen, Struktur herzustellen, Gedanken und Verhalten folgerichtig zu steuern. Ihre Feindseligkeit, ihr Misstrauen und ihre Aggressivität sind Krankheitssymptome. Es hat mir geholfen zu erfahren, dass es sich bei Schizophrenie um eine *neurologische Krankheit* handelt und dass sie nicht Ausdruck einer dauerhaft veränderten Persönlichkeit oder eines schlechten »Charakters« ist. Es ist Lenas Krankheit, es ist nicht Lena.

Nie wieder Klinik!

In den ersten Jahren hatte Lena meine Hilfe akzeptiert, ging zum Arzt und mit freundlicher Überredung auch ins Krankenhaus, wenn sich wieder eine Krise anbahnte. Nach unserem Indienaufenthalt werde ich zum ersten Mal mit ihrer konsequenten Weigerung konfrontiert, irgendeine Hilfe anzunehmen. Es ist erschreckend, dass ich nichts tun kann, um zu verhindern, dass sie immer weiter in die Krise hineingleitet. Von allen Seiten höre ich, dass ein Krankenhausaufenthalt dringend notwendig sei, aber Lena weigert sich vehement.

Es geht ihr schlecht, sie kann nicht mehr arbeiten und hat Angst. Das sieht sie selbst. Aber als ich ihr vorschlage, doch einmal in einem Krankenhaus vorbeizuschauen, nur um mit den Ärzten zu reden oder vielleicht andere Tabletten verschrieben zu bekommen, reagiert sie mit Aggressivität. »Hör bloß auf«, schreit sie mich wütend an. »Hau bloß ab, das Einzige, was du willst, ist, mich wieder in die Klapse einsperren zu lassen. Das kenne ich ja bei dir. Acht Monate hast du mich in der Jugendpsychiatrie eingesperrt!« Die Zeit in der Jugendpsychiatrie liegt zehn Jahre zurück, aber jeder Hinweis darauf, dass ihre späteren Krankenhausaufenthalte viel kürzer waren, sind sinnlos. Immer wieder kommt sie auf die Jugendpsychiatrie zurück. Drohend baut sie sich vor mir auf. »Ich gehe nie wieder ins Krankenhaus. Hau einfach ab. Gib mir lieber Geld, ich habe überhaupt nichts mehr zu essen. Und auch keinen Tabak mehr. Du kannst dir ja kaufen, was du willst, aber ich muss schon Zigaretten drehen, nur weil du mir kein Geld geben willst.«

»Aber Lena«, versuche ich es noch einmal, »du

musst doch nicht ins Krankenhaus. Ich denke nur, dass es gut für dich wäre, wenn du mit einem Arzt dort sprechen könntest.«

»Nein!« Inzwischen ist ihr Schreien sicher im ganzen Haus zu hören. »Ich habe dir gesagt, ich gehe nicht, und dann gehe ich auch nicht. Du willst mich nur in die Klapse …« Ich gebe auf und ziehe zwanzig Euro aus dem Portemonnaie. Ich will nur noch weg. Mir kommen die Tränen, wie schon so oft. »Ja, heul du nur, das kenne ich ja von dir. Immer heulen, damit man Mitleid mit dir kriegt. Geh bloß.« Ich laufe aus der Tür und knalle sie hinter mir zu. Was soll ich tun? Ich weine mich bei meiner Therapeutin aus, und sie hilft mir, besser mit meiner Unruhe umzugehen. Allerdings ist auch sie der Meinung, dass Lena dringend ins Krankenhaus müsse. Aber sie weiß ebenso wenig wie ich, wie wir Lena ins Krankenhaus bringen können.

Lena selbst teilt unsere Sorgen nicht. Im Gegenteil, sie ist voller Tatendrang und Energie. »Nun gib mir endlich mal Geld«, schreit sie mir immer wieder auf meinen Anrufbeantworter. »Du bist wirklich das Letzte. Ich hätte gerne einmal im Leben eine Mutter gehabt, die *ein Mal* etwas für mich tut. Was ist das für eine Mutter, die ihre Tochter verhungern lässt!« Der Hörer wird knallend aufgelegt. Vor Angst, wieder angebrüllt zu werden, gehe ich nicht mehr ans Telefon.

Heute weiß ich, dass dieses Verhalten nicht einem »unersättlichen« Charakter geschuldet ist, sondern der Manie. In einer Manie ist ein Mensch ausschließlich auf sich selbst konzentriert, jegliche Fähigkeit, sich in andere Menschen hineinzuversetzen und Grenzen einzuhalten, geht verloren. Damals empfinde ich meine für gewöhnlich freundliche und ruhige Lena als kalt und bösartig. Ich habe keine

Ahnung, dass die Manie auch diese feindseligen Ausdrucksformen hervorrufen kann. Ich befürchte allmählich, dass
sich Lenas Persönlichkeit durch ihre Erkrankung negativ
verändert hat. Lenas manische Phase dauert ungewöhnlich
lange. Sie meldet sich wochenlang nicht bei mir. Auch ich
vermeide es, sie anzurufen, aus Angst vor noch mehr Ausbrüchen und Beschimpfungen, kann aber vor Sorge kaum
schlafen. Dennoch befolge ich den Rat meiner Therapeutin
und suche nach einigen Wochen regelmäßig Kontakt zu
Lena. Sie soll trotz allem das Gefühl haben, dass jemand für
sie da ist. Wenn Lena selbst anruft, sitze ich minutenlang vor
dem klingelnden Telefon, bis ich den Mut habe, abzuheben
und mich einer erneuten Konfrontation auszusetzen. Lena
ruft an, weil sie Geld will. Oder weil sie ein Ventil für ihre
Wut braucht. Die Betreuerin habe sich etwas Unerhörtes erlaubt, sie belüge und betrüge Lena. Das glaubt Lena in diesen
Phasen wirklich. Ihre rechtliche Betreuerin ist eine gewis-
senhafte und gelassene Frau, die von Lena viel an Aggression einstecken muss. Aber es hat keinen Zweck, mit Lena
darüber zu diskutieren. Oft schaffe ich es inzwischen auch,
das Telefon einfach klingeln zu lassen. Es kommt vor, dass sie
keine Stunde später an meine Wohnungstür hämmert. »Lass
mich rein«, ruft sie. »Ich brauche etwas zu essen.« Natürlich
gebe ich nach. Eines Abends komme ich nach Hause und die
Wohnungstür ist offen. Lena ist nicht mehr da, hat aber aus
dem Kühlschrank zusammengerafft, was sie tragen konnte.
Reste ihrer »Beute« liegen aufgerissen und verstreut auf dem
Boden. Im Schlafzimmer haben sich meine beiden verstörten Kater in eine Ecke verkrochen. Immerhin sind sie nicht
aus der Wohnung geflüchtet. Im Arbeitszimmer sind Schub-
laden aufgerissen und auf dem Boden sind Papiere verstreut.

In gesunden Zeiten ist Lena ein zuverlässiger und aufrichtiger, ja ernster Mensch. Sie würde immer fragen, bevor sie etwas aus meiner Wohnung nimmt. Sie ist absolut liebevoll zu den Katzen – von ihr lassen sie sich in die Arme nehmen und fangen, ich schaffe das oft nicht. Aber die Krankheit macht aus Lena einen anderen Menschen. Nach dieser Episode lasse ich an meiner Wohnungstür das Schloss austauschen. Als Lena das nächste Mal bei mir klingelt, öffne ich nicht. Ihr Wutausbruch ist in allen sieben Stockwerken zu hören. Sie schlägt gegen die Tür und will hereingelassen werden. Die Katzen und ich sitzen zitternd auf dem Sofa und hoffen, dass die Tür standhält. Schließlich zieht sie ab. Ich bin verzweifelt, ich brauche einen Menschen, mit dem ich reden kann. Und Lena braucht dringend ärztliche Hilfe. Ich rufe Lenas Arzt an, zu dem wir beide Vertrauen haben. Ich bin dermaßen aufgeregt, dass die Sprechstundenhilfe sich überreden lässt, ihm meinen Gesprächswunsch mitzuteilen. Wieder am Telefon sagt sie, dass Dr. K. nicht mit mir sprechen wird, das gefährde seine gute Beziehung zu Lena und verstoße außerdem gegen die ärztliche Schweigepflicht. Ich kann es nicht glauben. Er muss doch etwas tun, er ist doch ihr Arzt! Er weiß doch gar nicht, wie schlecht es ihr geht. Inzwischen ist es mir gleichgültig, ob ich seinen Unmut errege, und insistiere so lange, bis mir endlich sein Anruf in Aussicht gestellt wird. Am Abend ruft er an. In dem kurzen Gespräch bringe ich meine große Sorge zum Ausdruck, aber er erklärt, dass er nichts tun kann. Er sei zwar auch der Meinung, dass Lena in ihrem jetzigen Zustand besser ins Krankenhaus ginge. Er könne das auch versuchen, aber das bekäme er bei keinem Gericht durch! Das verstehe ich nicht. Der Psychiater hält eine Krankenhausbehandlung eines Patienten für erforderlich und vor Gericht »kommt er damit nicht durch«? Das höre ich zum ersten Mal und kann es nicht fassen. Leider fange ich an zu schluchzen. »Sie müssen sich nun aber endlich mal von Ihrer Tochter lösen!«, kommt der gereizte Kommentar von Dr. K. Ich hänge auf. Er hat sicher recht. Ich sollte mich lösen, mich abgrenzen. Aber gibt es eine Gebrauchsanleitung für diese Ablösung? Wie löse ich mich, wenn ich panisch vor Angst bin und nicht weiß, was mit meiner Tochter noch alles geschehen kann? Wie soll ich mich lösen von einem Menschen, der sich verstörend verhält, vor Angst schreit, Hunger hat, dem man ansieht, wie sehr ihn die Sucht nach Nikotin quält?

Die ärztliche Schweigepflicht als Bollwerk gegen uns Angehörige

Die ärztliche Schweigepflicht war bis zu diesem Zeitpunkt nur ein vager Begriff für mich. Was ich davon wusste, hielt ich für richtig. Natürlich darf ein Arzt nicht jedem erzählen, was er über seinen Patienten weiß. Aber nun erfahre ich, dass der Arzt nicht einmal mit mir reden darf, wenn ich ihm berichten will, wie schlecht es meiner Tochter geht. Er kann nichts über den Zustand seiner psychisch kranken Patientin wissen, weil sie krankheitsbedingt nicht zu ihm kommt. In einem solchen Fall müssten doch die Informationen eines Angehörigen oder Freundes wichtig sein. Dennoch will er nicht mit mir sprechen? Ich kann es nicht glauben.

Aber tatsächlich darf ein Arzt nicht mit mir als Mutter sprechen, wenn er nicht die schriftliche Einwilligung seiner volljährigen Patientin hat. Sollte er dann nicht gleich zu Beginn der Behandlung darauf hinweisen und Eltern und Kind bitten, eine schriftliche Einwilligung abzufassen, wenn die Tochter oder der Sohn einverstanden sind? Lena sagte mir, dass sie ihrem Arzt gegenüber oft gesagt hätte, dass sie damit einverstanden sei. Nur haben wir versäumt, das in einer gesunden Phase schriftlich festzuhalten. Es ist ein Schock, festzustellen, dass ich als Mutter in einer Krisenphase von Lena überall gegen Mauern laufe. Wenn ein Arzt nicht mit mir sprechen will oder darf, müsste er dann nicht nach seiner Patientin *fahnden*, wenn sie mehrfach nicht erscheint? Es müsste doch Einrichtungen geben, die sich dafür interessieren, wie es Menschen geht, die mehrfach in psychiatrischer Behandlung waren. Bei denen man weiß, dass es ein schlechtes Zeichen sein kann, wenn sie sich bei ihrem Arzt nicht mehr melden. Institutionen oder Personen, die aktiv werden können, wenn ein Patient aus dem Netz fällt. Aber langsam muss ich begreifen, dass niemand mit Lena Kontakt aufnehmen oder zu ihr gehen wird. Wenn sie mich nicht hätte, was würde dann mit ihr passieren?

Es leuchtet mir ein, dass ein Vertrauensverhältnis für eine gute therapeutische Beziehung extrem wichtig ist. Ich kann auch verstehen, dass Patienten befürchten, dass Eltern oder Lebenspartner dem Arzt etwas erzählen könnten, was sie nicht möchten. Natürlich entspricht das, was Eltern über ihre Kinder erzählen, nicht immer der »Wahrheit«, ebenso wie das, was die erkrankten Kinder über uns erzählen, nicht immer den Tatsachen entspricht. Es gibt keine Wahrheit, sondern jeder erzählt aus der eigenen Perspektive das, was er für wichtig und richtig hält. Aber sollten diese unterschiedlichen Perspektiven nicht gerade für einen Psychiater wichtig sein?

In einem Papier der Ärztekammer Berlin[1] ist aufgelistet, *worüber* Ärzte nicht mit uns reden dürfen. Dort steht nicht, dass Ärzte gar nicht mit uns reden oder uns nicht zuhören dürften. Gesprächswünsche werden vehement abgewehrt, niemand fragt danach, warum und worüber wir mit Ärzten sprechen wollen.

Ich erwarte von Lenas Arzt nicht, dass er mir berichtet, was Lena ihm erzählt hat. Ich wollte ihm nur mitteilen, wie schlecht es Lena geht, und ihn um Hilfe für sie bitten. Er müsste gar nichts zu mir sagen, nur zuhören!

Unwillige oder hilflose Helfer?

Es gibt ein ausdifferenziertes sozialpsychiatrisches Hilfssystem, aber es dauert Jahre, bis ich verstehe, wen ich in welcher Situation ansprechen kann. Sehr viel schneller hingegen erfahre ich, wie schwierig es ist, die Hilfe zu erhalten, die ich mir und Lena wünsche. In meiner Verzweiflung über Lenas verwirrtes und selbstdestruktives Verhalten rufe ich eine telefonische Beratungsstelle an. Dort hatte mich eine verständnisvolle Gesprächspartnerin einmal getröstet und mir Hilfsangebote genannt. Dieses Mal mache ich eine andere Erfahrung. Was ich denn wolle, fragt ein Mitarbeiter kurz angebunden. Ich versuche, ihm die Situation zu erklären. Ob er jemand weiß, der helfen kann, meine Tochter ins Krankenhaus zu bringen? So ginge das nun gar nicht, sagt er streng. Man könne nicht einfach auf meinen Wunsch hin meine Tochter zwangseinweisen lassen. Das sei schließlich

---

1 Ärztekammer Berlin, Merkblatt: Die ärztliche Schweigepflicht, Stand: November 2008

nicht *meine* Entscheidung. Zum ersten Mal höre ich dieses furchtbare Wort Zwangseinweisung. Überhaupt »Einweisung«! Wenn man einen Schlaganfall hat, dann wird man doch auch nicht eingewiesen? Oder bei einem Blinddarmdurchbruch? Dann wird man ins Krankenhaus *gebracht*. Vielleicht sogar gegen seinen Willen, wenn man nicht mehr bei Bewusstsein ist, oder wird dann gewartet, bis der Patient wieder selbst entscheiden kann? Könnte das dann nicht als unterlassene Hilfeleistung angesehen werden? Nur wenn ein Psychiater die Entscheidung fällen würde, fährt er fort, dass meine Tochter ins Krankenhaus *müsse*, und meine Tochter das nicht *wolle*, dann würde die Polizei geholt. Wie die Polizei denn vorgehe, wenn meine Tochter das nicht wolle, frage ich ängstlich nach. Dann würden meiner Tochter Handschellen angelegt und sie würde eben mit Gewalt ins Krankenhaus gebracht werden. Lena in Handschellen! Eine entsetzliche Vorstellung. Als ich ihm sage, dass ich das auf keinen Fall möchte, sagt er, dass *ich* das nicht entscheiden könne. Wenn ein Psychiater der Meinung sei, dass meine Tochter ins Krankenhaus gehöre, dann würde das auch so gemacht. Ich lege auf. Wenn das die Hilfsangebote dieser Beratungsstelle sind, dann brauche ich sie nicht. Auch bei diesen Stellen kommt es wohl darauf an, Glück zu haben und auf jemanden zu treffen, der bereit und in der Lage ist, sich auf den Hilfesuchenden einzustellen.

Ich gebe nicht auf. Mir wird eine Einrichtung genannt, in der Psychologen und Sozialarbeiter arbeiten, die sich mit den Problemen psychisch kranker Menschen auskennen und Hilfe anbieten. Ich mache mich auf den Weg und werde zu einer freundlichen Sozialarbeiterin geführt. Geduldig hört sie sich meinen Bericht an, meint dann aber, dass sie doch nicht gleich anrücken müssten, weil ich als Mutter die Wohnung der Tochter unordentlich fände. Ich starre sie an. Lenas Ausfälle, der Zustand ihrer Wohnung, das nächtliche Geschrei, ihr Weinen, die Beschwerden der Nachbarn, die inzwischen auch den Vermieter erreicht haben – all das ist kein Grund, einzugreifen? Mittlerweile kenne ich diesen Blick von Fachleuten, wenn Mütter besorgt über ihre psychisch kranken Kinder sprechen. Immer diese Mütter, sagt der Blick. Es kann nicht schön sein für die Kinder, immer so kontrolliert zu werden. »Overprotective – überbehütend« nennt man diese Mütter.

Meine Sorge gilt nicht Lenas Unordnung, ich habe Angst, dass meine Tochter nicht rechtzeitig und gut behandelt wird. Es geht nicht darum, dass ihre Wohnung »etwas unordentlich« ist. Ich bitte die Sozialarbeiterin, doch wenigstens einmal bei Lena vorbeizugehen. »Sie sind doch vom Fach, Sie können doch dann beurteilen, ob Lena psychiatrische Hilfe benötigt oder nicht!«, versuche ich die Dame zu gewinnen. Nein, das werde sie nicht tun. Aber sie wird Lena einen Brief schreiben und ihr einen Termin vorschlagen. Ich kann es nicht glauben. Einen Brief mit Terminvorschlag? Ich sage ihr, dass Lena ihren Briefkasten nicht mehr leert und keine Briefe liest. Sie schaut mich nachsichtig an und bittet mich darum, doch ein wenig Vertrauen in meine Tochter zu haben. Ich solle nicht immer alles für sie regeln wollen. Wenn sie nicht zum Termin käme, würden sie vierzehn Tage warten und dann noch einen Brief schreiben. Mit schriftlichen Einladungen haben sie gute Erfahrungen gemacht. Ich gebe auf. Hier ist keine Hilfe zu erwarten.

Mir wird erklärt, dass die Mitarbeiter dieser Einrichtung nicht kommen *können*, dass es an der Überlastung liege, dass es an Geld und Personal fehle. Und dass ich das verstehen müsse. Das mag richtig sein. Aber wenn ich Lena krank, durcheinander, verwahrlost und tobend sehe, dann kann und will ich das nicht verstehen. Ich will Hilfe für Lena. Jetzt. Und ich möchte in so einer Einrichtung Gesprächspartner vorfinden, die Verständnis und ein wenig Einfühlungsvermögen für besorgte Mütter haben. Vielleicht war nur meine Erfahrung so negativ. Ich habe gehört, dass anderen Angehörigen von genau diesen Einrichtungen geholfen wurde. Wie dem auch sei: Ich will nicht mehr für alles Verständnis aufbringen müssen. Ich muss und will meine Tochter verstehen, ich soll die Ärzte verstehen, die Therapeuten und das überlastete Pflegepersonal in Kliniken. Aber die Mitarbeiter dieser Hilfseinrichtungen will ich in diesem Moment nicht auch noch verstehen müssen. Ich will, dass sie *mich* verstehen. Ich will, dass sie *meine Tochter* verstehen.

Das Recht auf Krankheit

Es folgt ein hartes Jahr. Schlimm für Lena, nervenaufreibend für mich und unerträglich für die Nachbarn. Lena ist jetzt 28 Jahre alt. Natürlich ist sie erwachsen, aber sie ist auch krank. Und sie hat eine Krankheit, die dadurch gekennzeichnet ist, dass Gedanken, Emotionen, der Wille krank sind. Lena schreit das ganze Haus zusammen und weint ganze Nächte lang. Sie reißt Bilder von den Wänden, weil sie dahinter Kameras vermutet, sie dreht ihre Musik so laut auf, dass die Nachbarn keine Ruhe finden. Sie schreit Menschen im Flur an oder sitzt vor ihrer Tür auf dem Boden, umgeben vom umgekippten Inhalt ihrer Tasche, Zigarettenasche, halbleeren Colaflaschen, und redet laut vor sich hin. Sie schreit mich am Telefon an, weil sie Geld will. Den Schlüssel zu ihrer Wohnung hat sie einem »Kumpel« gegeben, den sie im Park kennengelernt hat, und der Kumpel ist nun nicht mehr aufzutreiben. Die Nachbarn werden wütend, was ich trotz des Mitgefühls mit meiner Tochter verstehen kann. Sie rufen die Polizei, die aber nach dem dritten Anruf nicht mehr anrückt und stattdessen vorschlägt, eine Einrichtung für psychisch Kranke einzuschalten. Aber von dort kommt niemand, sie seien nicht zuständig. Lenas Psychiater kann nichts tun, denn eine durch ihn veranlasste Zwangseinweisung wird das Gericht nur bestätigen, wenn Lena ihr eigenes Leben oder das anderer Menschen gefährdet. Praktisch heißt das wohl, sie kann nur zwangseingewiesen werden, wenn sie mich mit dem Messer bedroht oder selbst bereits ein Bein über ihre Balkonbrüstung in der siebten Etage geschwungen hat. Ich bin der Meinung, dass man schon viel früher von einer Gefährdung des Lebens sprechen müsste. Aber darauf kommt es nicht an. Es gibt ein Recht auf Krankheit, wie ich voller Staunen bei einer Konferenz erfahre.

Niemand darf eingreifen, wenn sie keine Therapie macht und nicht zu ihrem Therapeuten oder ihrem Psychiater geht. Sie muss es nicht, sie hat ein Recht auf Krankheit. Es geht niemanden etwas an, ob sie sich entscheidet, weiterhin krank zu sein, oder ob sie für sich entscheidet, keine Hilfe zu brauchen, weil sie gar nicht krank ist. Niemand kann sie zur Gesundheit *zwingen*. Auch für mich als Mutter gibt es keine Möglichkeit, etwas für meine Tochter zu tun. Sie ist erwachsen. Ich bin auch nicht dafür, kranke Menschen zu etwas zu zwingen, aber es gibt niemanden, der auch nur *versucht*, Lena zu helfen und sie zu bewegen, Hilfe anzunehmen. Wo bleibt das Recht auf Gesundheit?

Ein psychisch kranker Mensch, der nicht selbst aktiv Hilfe sucht oder suchen kann, bleibt möglicherweise allein und krank in seiner Wohnung, ohne dass es im System auffällt oder dass irgendjemand dafür zuständig wäre. Was ich auch erfahren habe, ist, dass die letzte Instanz dann doch die Polizei ist. Die darf dann kommen, wenn aufgeregte Nachbarn sie rufen.

Es ist schwierig und dauert lang, bis man das System versteht. Nur wenn Kranke aktiv werden und Hilfe suchen, kann ihnen geholfen werden. Aber Schizophrenie und andere psychische Krankheiten können bewirken, dass Kranke selbst eben nicht aktiv um Hilfe bitten können. Es war ein großer Schock für mich, als ich erkennen musste, dass es keine (rechtliche) Möglichkeit gibt, einen kranken Menschen ins Krankenhaus zu bringen, wenn er es ablehnt. Ich glaubte, dass ein Krankenhausaufenthalt, selbst gegen den Willen des Patienten, manchmal besser ist, als eine Verschlimmerung der Krankheit hinzunehmen. Aber Lena will nicht ins Krankenhaus, sie hat dort schlechte Erfahrungen gemacht, sagt sie. Und sie hat Angst davor, wieder für eine lange Zeit dort bleiben zu müssen.

Es gibt eine intensive Diskussion darum, ob psychisch Kranke gegen ihren Willen in eine Klinik eingewiesen werden können sollten und ggf. auch gegen ihren Willen mit Medikamenten versorgt werden dürfen. Das verstoße gegen fundamentale Menschenrechte, heißt es. Wenn ich keine Erfahrung mit psychischen Krankheiten hätte, würde ich dem ohne jeden Vorbehalt zustimmen. Ich wäre die Erste, die jede Petition gegen Zwang in der Psychiatrie unterschreiben würde. Zwang! Schon allein das Wort ist menschenunwürdig. Die Menschenrechte besagen, dass ein Mensch selbst entscheiden können muss, ob er behandelt werden will oder ob er das ablehnt. Dass es meiner Tochter schlechtgeht, sehr schlechtgeht, ist kein Grund, sie ins Krankenhaus zu bringen. Jeder Mensch soll das Recht auf Krankheit haben. Man muss sich nicht behandeln lassen und schon gar nicht, weil sich andere Menschen gestört fühlen. Das halte ich auch für richtig. Aber was ist, wenn sich durch diese Nichtbehandlung die Krankheit verschlimmert? Auch die möglichen sozialen Folgen einer Therapieverweigerung machen mir Sorgen. Lena darf selbst entscheiden, trotz Krankheit. Sie darf auch aus der Wohnung geworfen werden, Schulden anhäufen und sich damit für ihr künftiges Leben alle Chancen verbauen. Das ist ihre Entscheidung, und niemand hält sie davon ab.

Ich kann nicht glauben, dass eine Zwangseinweisung ins Krankenhaus die einzige Möglichkeit für meine Tochter sein soll, medizinische und praktische Hilfe zu bekommen. Es gibt Hilfsinstitutionen, aber sie kommen nicht zu Lena. Lena müsste zu ihnen gehen. In ihrem Zustand geht Lena aber nirgendwohin. Es wird im sozialpsychiatrischen System viel über *aufsuchende* Hilfe gesprochen, aber die Hilfe sucht Lena nicht auf, sondern Lena musste die Hilfe aufsuchen. Es gibt keine Möglichkeit, einem psychisch Kranken zu helfen, wenn er das nicht will. Und in einer hochmanischen oder auch psychotischen Phase will er es oft nicht, weil er es nicht wollen kann. Aber vielleicht würde auch ein psychisch Kranker bereits vor Ausbruch einer schweren Krankheitsphase Hilfe wollen, wenn Hilfe nicht immer nur Krankenhaus bedeuten würde. Wenn die Hilfe zu ihm käme.

Ich konnte mit einem erfahrenen Richter sprechen,

der der Meinung ist, dass in manchen Situationen eine Einweisung ins Krankenhaus das einzig Vernünftige sei. Aber er
wisse auch, dass nach dem Gesetz eine »Zwangseinweisung«
äußerst schwierig ist. Er und seine Kollegen würden oft nach
einer kreativen Lösung suchen, die eine Krankenhausbehandlung im Interesse des Patienten doch möglich mache.
Dieser Richter hält Zwangseinweisungen *nicht* für eine gute
Lösung. Ich bin der Meinung, dass Zwangseinweisungen unnötig wären, wenn es frühzeitig aufsuchende Hilfe gäbe, die
Kranken in ihrer gewohnten Umgebung Unterstützung, Rat
und Zuwendung anbietet. Bei Lena habe ich erfahren, dass
Zwangseinweisungen produziert werden, weil sich so lange
niemand kümmert oder kümmern darf, bis die Situation
derart exkaliert, dass die Polizei kommt.

Ich bin nicht *für* Zwangseinweisungen oder gar
Zwangsbehandlungen. Ich möchte meine Tochter künftig
vor jeder Zwangseinweisung schützen, aber ich würde, wenn
es mir geraten scheint, immer wieder versuchen, Lena von
einer Therapie zu überzeugen, sei es ambulant oder stationär.
Und ich bin für Hilfe, die nicht bürokratisch organisiert ist,
sondern auf die Situation der psychisch Kranken abgestimmt
ist. Viele Zwangseinweisungen wären unnötig, wenn es Menschen gäbe, die sowohl dafür ausgebildet sind als auch über
die menschlichen Fähigkeiten verfügen, zu einem verstörten
Kranken zu gehen, eine Beziehung zu ihm herzustellen und
gemeinsam mit ihm herauszufinden, was ihm helfen kann.
Ein Krankenhausaufenthalt wäre dann nur eine unter vielen
und sicher nicht immer die beste Möglichkeit.

Und wenn doch einmal eine Zwangseinweisung
notwendig sein sollte, dürfte sie nur von Polizisten oder
Feuerwehrleuten vorgenommen werden, die gut ausgebildet

sind. Die keine Angst vor psychisch Kranken haben, weil auch sie nur die effekthascherischen Darstellungen aus den Medien kennen. Und die wissen, wie man eine aufgeladene Situation deeskaliert. Wir haben Polizisten erlebt, die dazu in der Lage waren.

Ein »Nein« zu Zwangseinweisung und zu Zwangsbehandlung ist leicht zu fordern, dafür lassen sich viele Verbündete finden. Aber Menschen für ein »Ja« zu mobilisieren, nämlich *für* aufsuchende Hilfe, Gespräche, Zeit, ausreichend Geld und Personal ist viel schwieriger und mühseliger. Ein »Nein« zur Zwangseinweisung ohne ein gleichzeitiges »Ja« zu vorbeugenden Hilfsmöglichkeiten für psychisch Kranke halte ich für zynisch.

2009 | Blutige Entlassung

Lenas anhaltende Krankheitsphase ohne jede Behandlung hat auch bei mir ihre Spuren hinterlassen. Mein Verständnis lässt nach, meine Geduld ist am Ende. Auch ich werde mittlerweile schnell wütend, wenn Lena regelmäßig am Wochenende kommt und Geld für Zigaretten oder Essen will. Sie wird es mir zurückgeben, schwört sie. Sie könne doch nichts dafür. Es liege an der Betreuerin oder an mir. Wenn ich ihr mehr Geld geben würde und wenn sie keine Betreuerin hätte, dann wäre das mit dem Geld alles in Ordnung. Gegen diese »verrückte« Logik komme ich nicht an. Was auch immer ich einzuwenden versuche und welche Argumente ich auch finde, sie weicht keinen Millimeter von dieser Überzeugung ab und gerät in eine Endlosschleife. Mit anschwellender Lautstärke erklärt sie mir, was ich ihr jetzt und immer schon angetan habe und dass es nicht zu verstehen ist, dass eine Mutter nicht *ein Mal* fünf Euro für ihre Tochter hat, die doch nur ein kleines Päckchen Zigaretten braucht. Und sie wird mit noch größerer Lautstärke und Heftigkeit auf der Straße oder im Restaurant, im Auto oder meiner Wohnung jeden unüberhörbar wissen lassen, dass eine Mutter, die ihrer Tochter niemals etwas gibt, etwas ganz Furchtbares sei und dass sie sich so sehr wünscht, eine Mutter zu haben, die wenigstens *ein Mal* im Leben etwas für ihre Tochter tut. Wie zum Beispiel ihr nur fünf Euro für ein kleines Päckchen Zigaretten zu geben. Das sei doch wirklich nicht zu viel verlangt. Eine Mutter, die sich ohne jede Rücksicht auf ihre notleidende Tochter gerade ein neues T-Shirt gekauft habe und außerdem am Vortag mit einer Freundin in einer Pizzeria war und dort sicher auch Geld ausgegeben habe und es hartherzig ablehne, ihrer eigenen Tochter nur *ein Mal* fünf Euro für ein Schächtelchen Zigaretten zu geben. Einer Tochter, die sogar schon billigen Tabak kaufen müsse, nur weil es der eigenen Mutter zu viel sei, die Tochter nur *ein Mal* mit einer anständigen Schachtel Zigaretten zu versorgen. Es sind schließlich nur fünf Euro!

Zwei Jahre später erklärt mir Lena, wie es ihr in dieser Zeit ging, als sie so oft Geld forderte und aggressiv war. Ich solle mir einfach vorstellen, wie es ist, wenn man fast 20 Stunden am Tag nicht schlafen kann und in seiner kleinen chaotischen Wohnung angsterfüllt und unruhig auf den Fernseher starrt. Dann müsse sie einfach rauchen. Wenn sie Geld genug hatte, habe sie fünf Schachteln am Tag geraucht. Und weil sie fast alles Geld für Zigaretten ausgegeben habe, war auch nichts für Essen übrig. Sie sei dann so verzweifelt gewesen, dass sie mich angerufen und angebrüllt hätte. »Mami, ich habe mir oft die Toastscheiben abgezählt, ich durfte genau vier Toastscheiben am Tag essen. Ich habe mir aus Mehl und Wasser Pfannekuchen gemacht, die sind oft an der Pfanne kleben geblieben, weil ich kein Geld für Öl hatte!«

Ich schäme mich für meine Wut und Frustration und für meinen Mangel an Gelassenheit und Pragmatismus. Aber wäre es Lena bessergegangen, wenn ich großzügiger gewesen wäre? Auch wenn ich ihr Geld für Zigaretten gab, war das Geld zwei Stunden später verschwunden – und sie investierte es nicht nur in Zigaretten. Ein Gang durch die Fußgängerzone – und Lena war im Besitz von Fusselbürsten, Toilettenspray, Strümpfen mit Froschmuster oder kleinen Büchern über Naturkosmetik. Sie verfiel in einen regelrechten Kaufzwang – auch dies ein Krankheitssymptom. Vielleicht hätte ich Lenas Situation verbessern können, indem ich ihr alle drei Tage ein paar Schachteln Zigaretten und eine Tüte mit Lebensmitteln vorbeigebracht hätte. In jedem Fall hätte ich mich nicht von ihrer Aggressivität erschüttern lassen sollen. Es ist immer ein Gewitter, das vorbeizieht, ein Ausbruch, der vorübergeht und den ich nicht an mich heranlassen sollte. Aber damals bin ich dazu nicht in der Lage. Immer wieder kommt es zwischen uns zu Konfrontationen, in denen ich unterliege. Selbst wenn ich Lena eine spezielle Freude machen will, endet es häufig in einer Katastrophe.

Lena liebt es, essen zu gehen. Ab und zu gebe ich ihrem Wunsch nach einem Restaurantbesuch nach, um zu sehen, wie es ihr geht und um wenigstens einmal in Ruhe mit ihr zusammenzusitzen, aber auch, weil ich sie nicht mehr in meine Wohnung lassen will. Ich wüsste nicht, wie ich mich wehren sollte, wenn sie sich weigert, die Wohnung wieder zu verlassen. Zunächst sind unsere gemeinsamen Restaurantbesuche oft schön. Wir unterhalten uns entspannt, aber ich bin ständig in innerer Anspannung, weil ihre Stimmung abrupt umschlagen kann. Einen Moment lang ist sie locker, raucht, bestellt, was sie gern mag. Und schon im nächsten steigert sie sich in heftige Tiraden gegen die Betreuerin oder gegen mich hinein. Und dann folgen aggressive Forderungen nach Geld. Ich kann beobachten, wie Lena sich bemüht, diese Ausbrüche zu kontrollieren. Sie läuft dann auf die Straße, um zu rauchen, kommt zurück und entschuldigt sich. Aber keine zehn Minuten später bricht es wieder aus ihr heraus. Sie kann es nicht unterdrücken. Das ist das Heimtückische und schwer Erträgliche an psychischen Erkrankungen.

Ihre Angriffe zu kontern oder einen dieser unproduktiven Dialoge mitzumachen wäre vollkommen sinnlos. Wenn ich schreie, ist Lena mir überlegen und wird noch aufgeregter und lauter. Alles eskaliert. Wenn ich zusammenbreche, feuert sie treffende, verletzende Bemerkungen ab. Wenn ich mich auf einen Dialog einlasse, ende ich da, wo ich auch mit Karim oder meiner Mutter endete: vollkommen verwirrt. Dann weiß ich nicht, ob ich »verrückt« bin oder mein Gegenüber. Nach mehr als zehn Jahren habe ich aufgegeben. Ich diskutiere und argumentiere nicht mehr. Ich hole tief Luft und schweige, und oft gebe ich nach. Mein Schweigen findet Lena unerträglich. Meine Therapeutin sagt, ich entziehe mich der Auseinandersetzung, was eine Zurückweisung und Kränkung des Gegenübers bedeute. Also ist Argumentieren nicht gut und Schweigen auch nicht. Wahrscheinlich sollte ich konstruktiv sein, aber das kann ich nicht immer. Und manchmal will ich mich auch nicht auseinandersetzen, sondern einfach meine Ruhe haben. Spätestens dann, wenn sich Leute an den Nachbartischen neugierig bis irritiert umsehen, nestele ich doch fünf Euro aus dem Portemonnaie. Ich weiß, das ist inkonsequent und zeigt, dass ich nicht souverän genug über der Meinung anderer stehe. Aber es gibt auch noch einen anderen Aspekt: Ich sehe, wie Lena unter Zigarettenentzug leidet. Sie ist erschreckend nervös, zittert, schreit, kann sich auf nichts konzentrieren, wühlt in ihrer Tasche nach dem letzten Krümelchen Tabak. Ich weiß, dass sie zu Hause die aufgerauchten Zigarettenstummel aufhebt, um sie in Zeiten größter Not noch zu einer Zigarette zusammenzubasteln. Das kann ich nicht mit ansehen.

Geplatzte Traumreise

Gerade versucht Theo, mein zweijähriger Enkel, mich mit seinem Frühstücksei zu füttern. Mit meiner Tochter Friederike und ihrem Mann Andreas sitze ich gemütlich am Frühstückstisch. Wir lachen über Theos Versuche, Ei auf den roten Löffel zu schieben. Ich bin auf dem Weg nach Frankreich und habe bei meiner Tochter einen Zwischenstopp eingelegt. Nach langem Überlegen habe ich beschlossen, einen Urlaub zu wagen. Der Entschluss war nicht leicht. Was passiert mit Lena, wenn ich nicht da bin? Sie spricht zwar jetzt ohnehin selten mit mir, aber ich habe das Gefühl, in einer Krise gebraucht zu werden.

Trotzdem: Ich möchte jetzt endlich wieder einmal etwas für mich tun, aber mich verunsichern die Reaktionen von Freunden und Verwandten. »Ich finde es großartig, dass du endlich etwas für dich tust«, höre ich, gefolgt von: »Ich weiß aber nicht, ob ich mich das trauen würde.« Sofort ist es wieder da, das schlechte Gewissen. Bin ich rücksichtsloser als andere Mütter? Aber ich setze mich gegen mich selbst durch. Was soll schon passieren, das nicht bereits passiert ist, sage ich mir. Und was kann ich verhindern, egal ob ich 1500 oder 4 Kilometer entfernt bin? Mein Traum ist es, langsam durch Deutschland nach Frankreich zu fahren, anzuhalten, wann immer ich nicht weiterfahren möchte und ein schönes Gasthaus finde. Im Süden Frankreichs werde ich drei Wochen in einer malerischen Kleinstadt verbringen. Ich habe eine Wohnung in einem alten Haus gefunden, mit herrlichen großen Zimmern und einer Terrasse mit Blick auf den Marktplatz. Meine Freude ist groß. Ich werde selbst kochen und freue mich auf die frischen Gemüse, auf Tomaten, Auberginen und Courgettes vom Markt, selbstgemachte Patée, Dijon-Senf, die kleinen sauren Cornichons und den Wein der Region.

Ich genieße die friedliche Atmosphäre am Frühstückstisch. Es kommt mir so vor, als ob ich nach einem Orkan in eine sanfte, freundliche Brise geraten sei. Mein Handy klingelt. Ich überlege, ob ich es ignorieren soll, aber Friederike nickt mir zu, ich solle ruhig drangehen, vielleicht ist es Lena. Aber ich werde von einer männlichen Stimme begrüßt. »Guten Tag, Frau Berg-Peer, hier ist die Polizei. Ich stehe gerade vor der Tür Ihrer Tochter.« Mir stockt der Atem. »Bekommen Sie keinen Schreck«, sagt die männliche Stimme. »Es ist alles in Ordnung. Die Nachbarn haben uns gerufen, weil es Ihrer Tochter wohl nicht gutgeht. Sie öffnet aber nicht. Und wir haben jetzt keinen Schlüssel.« Schon bei seinen ersten Worten fange ich an zu heulen. »Bitte nicht weinen«, sagt der nette Polizist. »Ich kann weinende Frauen nicht aushalten.« Aufgelöst verspreche ich ihm, dass eine Freundin Lenas Wohnungsschlüssel vorbeibringen wird. Mein einziger Gedanke ist, dass ich sofort zurückfahren muss.

»Was wird denn die Polizei jetzt machen, wenn sie in Lenas Wohnung kommt?«, fragt Andreas vernünftig.

»Ich weiß es nicht, ich denke, dass sie ins Krankenhaus gebracht wird.«

»Dann ist sie doch gut aufgehoben, dann musst du

doch nicht gleich zurück. Du hast dich doch so auf Frankreich gefreut.« Ich weiß, dass er recht hat, aber ich bringe es nicht fertig, gemütlich und entspannt in Urlaub zu fahren, wenn ich weiß, dass Lena von der Polizei ins Krankenhaus gebracht wird. Das kann ich nicht. Ich packe schnell und trage meinen Koffer zum Auto.

Der Polizist ruft wieder an. »Alles hat gut geklappt, Frau Berg-Peer. Ihre Tochter ist ja eine ganz Nette. Meine Kollegin und ich rauchen hier gerade gemütlich eine Zigarette mit ihr. Ich habe sogar mein Päckchen Zigaretten geopfert, sie hatte keine mehr. Meine Kollegin hilft ihr dabei, ein paar Sachen für die Klinik zu packen und dann fahren wir ins Krankenhaus. Da können Sie Ihre Tochter besuchen. Machen Sie sich keine Sorgen, wir kümmern uns gut um sie.« Er hat es tatsächlich fertiggebracht, mich zu beruhigen. Ich bin überrascht, dass er so gut mit der Situation umgeht. Ich hatte an Zwang und an Handschellen, an Gebrüll und Unfreundlichkeit gedacht. Vielleicht haben diese Polizisten eine Weiterbildung in Deeskalation absolviert. Wie auch immer, ich bin ihnen unendlich dankbar.

Zurück in Berlin, fahre ich sofort zu Lena. Das Krankenhaus ist neu für mich. Ich muss lange vor der verschlossenen Stationstür warten, bis eine Schwester, die mich vom Schwesternzimmer aus sehen kann, die Tür aufschließt. Zu wem ich wolle, werde ich wenig freundlich gefragt. Ich nenne Lenas Namen. Ohne eine Miene zu verziehen, sagt sie die Zimmernummer und verschwindet wieder im Schwesternzimmer.

Ich erkenne sofort, welches Bett Lena gehört, als ich das Zimmer betrete. Lena ist nicht da, nur eine etwa vierzigjährige afrikanische Frau sitzt an einem Tisch vor dem Fenster und kramt in einem Stapel alter Zeitschriften. Dabei murmelt sie wütend vor sich hin. Sie wirft mir einen mürrischen Blick zu und raschelt und murmelt weiter. Ich bin beunruhigt und frage mich, ob es gut für Lena ist, mit dieser unfreundlichen Frau ein Zimmer zu teilen. Auf einem der Betten liegen Stapel von schmutzigen Pullovern und T-Shirts. Auf dem Nachttisch ein Teller beladen mit eingeschweißter Butter, Nutella, Leberwurst, Marmelade und Frischkäse. Ich kenne das, Lena hat wieder stärkere Tabletten bekommen, weshalb sie unentwegt von Hunger gequält wird. Angebissene vertrocknete Brötchen liegen zwischen der Unterwäsche auf dem Bett, Tabakkrümel finden sich auf Wäsche, Frühstücksteller und Fußboden. Es ist ein hässliches Zimmer, nicht nur wegen Lenas Unordnung. Metallbetten, deren ehemals weiße Lackierung abgeplatzt ist, Fenster, die sich nicht öffnen lassen, Tisch und Stühle aus billigem Spanholz. Meine Frage an die Zimmernachbarin, wo Lena denn sei, wird mit wütendem Gemurmel und einem bösen Blick quittiert.

Ich gehe zurück in den Flur, um Lena zu suchen, und finde sie endlich im Raucherzimmer. Sie trippelt mit den Füßen und inhaliert tief. Mich begrüßt sie nur kurz mit einem erkennenden Nicken. »Das ist meine Mutter«, erklärt sie einem vor sich hin starrenden jungen Mann mit verfilzten Haaren. Das Raucherzimmer ist noch trostloser als Lenas Zimmer. Keine Sitzgelegenheit, ein hoher Tisch mit verbrannter und fleckiger, klebriger Oberfläche. Ein Fenster, das nur einen Spalt geöffnet werden kann, mit einem Metallgitter davor. Es stinkt.

Als wir uns in ihrem Zimmer unterhalten, sagt mir Lena, dass die Polizisten richtig nett zu ihr gewesen seien.

Sie hätten ihr sogar eine Schachtel Zigaretten geschenkt. »Nur meine Nachbarin ist furchtbar, die schnauzt mich ständig an. Aber ich bin froh, dass du da bist. Kannst du mir Geld geben? Meine Betreuerin ist zu faul, mir Geld zu bringen. Das muss sie doch eigentlich. Wenn sie doch schon die Betreuung hat, was ich zum Kotzen finde ...« Um der Endlosschleife Thema Betreuerin zu entgehen, stoppe ich Lena. »Ich werde mit ihr telefonieren, dann klären wir das. Und jetzt gebe ich dir erst mal etwas Geld.« Ich frage, was sie noch möchte. Sie braucht natürlich Tabak und Saft und ein bestimmtes Shampoo, aber nur genau das, und eine ganz bestimmte Creme für ihr Gesicht, weil nur die ihre Haut wirklich weich macht. Und sie habe so riesigen Hunger, ich solle noch eine Lasagne mitbringen. Und einen Döner. Ich bin erstaunt, dass sie sich nicht mehr über die Zwangsein-weisung beklagt, sondern sich mit praktischen Bedürfnissen beschäftigt. Ja, sagt sie auf meine Frage, die Ärzte hier sei-en in Ordnung, besonders die Stationsärztin sei nett. Aber sie brauche unbedingt Tabak ... und den müsse ich sofort bringen, denn sie dürfe die Station noch nicht verlassen. Ich merke, dass sie sich auf nichts anderes konzentrieren kann als dieses dringende Bedürfnis zu rauchen, und verspreche, sofort alles zu besorgen. Plötzlich verändert sich ihre Stim-me, sie wird laut. »Aber Mama, ich will hier nicht bleiben, das war doch nur diese doofe Nachbarin, die immer rum-schimpft, und die hat die Bullen angerufen, aber die macht selbst Krach, und so laut war das gar nicht. Und du hast si-cher mit ihr gesprochen und dafür gesorgt, dass die Polizei kommt.« Lena wird immer aufgebrachter. Sie holt tief Luft. »Du findest ja auch, dass ich krank bin, aber ich bin gar nicht krank und ich will auch nicht ins Krankenhaus. Du willst mich hier einsperren, damit du deine Ruhe hast. Immer setzt du dich durch. Du bist ja gesund, und deine anderen tollen Kinder sind auch gesund. Nur mich habt ihr ausgesucht, die arme blöde Lena muss krank sein. Dann geht es euch besser.« Ihre Vorwürfe tun weh. Ich sage mir, es ist die Krankheit, und zwinge mich zur Ruhe. Aber ist es wirklich nur die Krankheit, oder hasst Lena mich so sehr, dass sie mir all das an den Kopf werfen muss? Lenas Zimmernachbarin fühlt sich durch die lautstarke Tirade gestört und schreit zurück. Ich verstehe kein Wort mehr. Endlich verlässt sie das Zimmer. Ich stehe auf und verspreche meiner Tochter, einkaufen zu gehen.

Auf dem Krankenhausflur werde ich von einer Ärztin angesprochen. Ob ich Lenas Mutter sei, sie müsse unbedingt mit mir reden. Ich bin überrascht. Dass eine Ärztin auf mich zukommt und das Gespräch mit mir sucht, ist noch bei keinem der vorherigen Krankenhausaufenthalte passiert. Sie erkundigt sich freundlich nach Lenas Kindheit, nach den vorherigen Krankheitsausbrüchen und der Diagnose und teilt mir mit, was sie jetzt mit Lena vorhaben. Sie seien sich noch nicht sicher, ob sie die Dosis ihrer Tabletten erhöhen oder vielleicht ein anderes Medikament ausprobieren würden. Sie persönlich glaube, dass ein anderes Medikament Lena guttun würde, aber das Problem sei, dass Lena sich konsequent weigere, es zu nehmen. Das Wichtigste sei es, erklärt die junge Ärztin zu meiner Überraschung, eine gute Beziehung zu Lena aufzubauen, und sie wolle so weit wie möglich auf deren Wünsche eingehen. Es sei gut, dass ich zurückgekommen sei, denn Lena habe ständig nach mir gefragt. Ich bin verblüfft und frage die Ärztin, wie das sein könne, da Lena entsetzlich aggressiv gegen mich sei.

»Das gehört zu ihrer Krankheit, Frau Berg-Peer, sie ist jetzt einfach sehr aufgewühlt. Das richtet sich gegen jeden, der gerade in ihrer Nähe ist. Es ist schwer für Sie als Mutter«, fährt sie fort. »Sie müssen geduldig sein, auch wenn Lena so aggressiv Ihnen gegenüber ist. Aber Sie müssen sich nicht aufopfern. Sie müssen auch nicht jeden von Lenas Wünschen erfüllen. Überlegen Sie selbst, was notwendig ist, und das reicht dann. Von Lena aus wird nie etwas ›reichen‹. Sie ist in ihrer Psychose vollkommen absorbiert von sich selbst. Und wann immer sie etwas nicht sofort bekommt, wird sie wütend. Und bei ihr wird sich dann augenblicklich ein Zusammenhang herstellen zwischen allen übrigen Situationen, in denen sie sich ungeliebt oder benachteiligt gefühlt hat. Und das wird sie alles bei Ihnen abladen. Das erfordert sehr viel Verständnis und Gelassenheit von Ihnen. Leider können wir Ihnen dabei nicht helfen. Aber Sie können sicher sein, dass wir uns gut um Ihre Tochter kümmern. Und Sie können mich immer anrufen, wenn Sie sich Sorgen machen. Ich gebe Ihnen meine Festnetznummer und meine Mobilnummer aus dem Krankenhaus. Ich rufe vielleicht nicht gleich zurück, aber ich rufe Sie bestimmt an.«

Ich habe das Gefühl, alle meine Wünsche sind erhört worden. Es ist jetzt dreizehn Jahre her, dass ich Lena zum ersten Mal ins Krankenhaus gebracht habe, und noch nie habe ich erlebt, dass eine Ärztin mich von sich aus um ein Gespräch bittet. Ebenfalls ungewohnt ist es, dass sie geduldig meine Fragen beantwortet und Verständnis für meine Situation aufbringt. Auch ihre Versprechen, mich zurückzurufen, hält sie. Und wenn ich ein persönliches Gespräch möchte, dann hat sie auch dafür Zeit. Ich wünsche uns Angehörigen mehr solcher Ärzte.

Auch Lena schätzt Frau Dr. S. Sie sei so wunderbar sachlich, erklärt sie mir. Sie könne einfach gut mit ihr reden, und die Ärztin könne ihr vieles erklären. Manchmal sei sie ein bisschen streng, und das sei gut. Offenbar ist es Frau Dr. S. gelungen, eine gute Beziehung zu Lena herzustellen, und das ist viel.

Dieses Krankenhaus scheint ein Glücksfall zu sein, aber es dauert dennoch zwei Wochen, bis Lenas Ängste und Aggressionen wieder zurückgehen. Zunächst ist sie oft noch schnell aufgeregt. Nach ihrer anfänglichen Freude, mich zu sehen, beschimpft sie mich und ärgert sich über andere Patienten. Sie seien scheußlich, sie klauten ihren Tabak, ihre Nachbarin schreie sie immer an. Und der strubbelige junge Mann komme ihr immer ganz nahe und spucke beim Sprechen. Widerlich. Und diese andere Frau mache immer das Licht im Raucherzimmer aus und stelle eklige Räucherkerzen auf. Und man könne seine Wäsche nicht waschen, wann man wolle. Der Waschraum bleibe immer verschlossen, nur ab und zu sei er zwei Stunden geöffnet. Und auch baden könne man nur an bestimmten Tagen und müsse erst die Schwestern fragen. Ich verstehe das auch nicht, das war in der vorherigen Klinik anders organisiert, Badezimmer ebenso wie Waschmaschinen standen permanent allen zur Verfügung. Es ist doch gut, wenn die Patienten selbst für sich sorgen und auch etwas zu tun haben. Und warum muss das Baden rationiert werden?

Auch beim Essen scheint man nicht daran gedacht zu haben, dass Patienten sich wohl fühlen sollten. Eine schlechtgelaunte und ungepflegte Frau schiebt einen mit Schüsseln beladenen Wagen herein. Nur nach Namensnennung bekommt der Patient einen Schlag Essen auf den Teller geklatscht. Bei einem Blick auf die Teller vergeht mir jeder Appetit. Aber die Patienten schlingen das matschige Essen in sich hinein. Es liegt an den Medikamenten, die einen unbändigen Hunger erzeugen. Ich frage mich, warum die Verpflegung so schlecht ist und so lieblos ausgeteilt wird. In Lenas vorherigem Krankenhaus haben die Patienten oft selbst den Frühstücks- und Abendbrottisch decken dürfen. Jeder konnte sich sein Essen selbst aussuchen. In Kochgruppen kauften Patienten, wenn sie schon Ausgang hatten, ein und bereiteten das Essen zu. Sie wurden so wieder an ein normales Leben herangeführt. Psychisch Kranke müssen nicht im Bett liegen. Viele wären in der Lage, einige Dinge selbst zu organisieren. Jeder weiß, wie wichtig das Essen im Krankenhaus wird. Es unterbricht die Langeweile. Und in psychiatrischen Krankenhäusern gibt es reichlich Langeweile. Könnte Kochen, Tisch decken, Essen austeilen oder Tisch abräumen nicht auch als Ergotherapie genutzt werden? Voll Freude höre ich bei einer psychiatrischen Fachkonferenz, dass die Klinikleitung beim Neubau eines psychiatrischen Krankenhauses auch an eine schöne Cafeteria für die Patienten gedacht hat.

In der Zwischenzeit muss ich mich um Lenas Wohnung und um ihren Kater Raymond kümmern. Das völlig hysterische Tier lässt sich von mir nicht einfangen, und ich muss eine Katzenfängerin organisieren. Als sie den Zustand der Wohnung sieht, erklärt sie besorgt, dass die arme Katze auf keinen Fall Lena zurückgegeben werden dürfe. Das sei für das Tier unzumutbar. Ihre Sorge gilt mehr dem kleinen Kater als einer psychisch kranken jungen Frau. Aber Lena ist glücklich mit Raymond, und ich bin überzeugt davon, dass das Tier Lena guttut. Nicht ohne Grund gibt es inzwischen Stationen,

172

in denen Stationshunde angeschafft werden, weil das Spielen und die Fürsorge den Patienten Freude macht und ihnen dabei hilft, etwas aus sich herauszukommen

Die Gesundheitsreform hat die Verweildauer in Kliniken, auch von psychiatrischen Patienten, verkürzt. Die Betten müssen so schnell wie möglich wieder frei gemacht werden, erzählt mir ein Chirurg. »›Blutige Entlassung‹ nennen wir das«, meint er heiter. »Blutig« wird Lena nicht entlassen, aber sie ist auch noch keineswegs gesund. Das sieht auch ihre Ärztin Frau Dr. S. so. Deswegen möchte sie, dass Lena im Anschluss noch eine Tagesklinik besucht. Widerwillig geht Lena zwei Wochen lang hin, dann bekomme ich wieder einen Anruf. Mittlerweile fängt mein Herz schon an zu rasen, wenn das Telefon klingelt. »Lena ist seit einer Woche nicht mehr in der Tagesklinik erschienen. Wissen Sie, wo sie ist?« Frau Dr. S. klingt besorgt. Nein, ich weiß es auch nicht. Lena reagiert nicht auf Anrufe, und ich gehe auch nicht mehr in ihre Wohnung, weil ich Angst vor ihrer Reaktion habe. Außerdem dachte ich, dass sie in der Tagesklinik gut aufgehoben sei. Die Ärztin kann den Platz für Lena nicht mehr lange freihalten. Wenn Lena noch eine Woche fehle, dann sei der Platz weg. Voller Sorge fahre ich zu Lena, und sie macht sogar auf. Ich übersehe den Zustand der Wohnung. Die zerbrochene Balkontür und das Fenster sind repariert, aber alles andere sieht schon wieder genauso aus wie vor dem Großputz, den ich organisiert hatte. Ich frage Lena nach der Tagesklinik. »Es ist ganz entsetzlich da, Mami, ich gehe da nicht mehr hin. Da sind diese ganzen Depressiven, die sind natürlich brav und angepasst und sagen nichts. Die tun alles, was diese blöden Ergotherapeuten und Schwestern sagen.

Wir Maniker werden da total unterdrückt. Wir sagen eben, was uns nicht gefällt, und das passt denen nicht. Die sind da mit uns überfordert. Ich mache doch diese blöden Gruppen nicht mit. Ich habe keine Lust, denen zu erzählen, wie ich mich *fühle*. Beschissen fühle ich mich, weil ich in diese doofe Tagesklinik muss und dann *basteln* soll. Seidenmalerei, so was Blödes, damit kann man mich jagen. Und dann spielen die immer so ein Spiel, das heißt ›Take it easy‹. Für Grenzdebile ist das und passt ja auch genau für uns verrückte Kranke. Und uns Maniker mag man dort eben nicht. Auch der andere Typ hat mir das gesagt, dem geht es da genau so. Diese blöden Depressiven, die machen mich wahnsinnig, die gucken immer so …« Ich unterbreche Lenas hektischen Redefluss und erkläre ihr, dass sie den Platz verliert, wenn sie nicht mehr hingeht.

»Mir doch egal, ich will sowieso nicht …«, faucht sie.

»Bitte, Lena, denk daran, dass es dir sonst wieder sehr schlechtgehen könnte. Versuch es doch bitte wenigstens noch eine Woche. Wenn du willst, spreche ich dort auch einmal mit den Schwestern und der Ärztin«, flehe ich sie an. Ich erzähle ihr nicht, dass ich schon wieder zwei wütende Anrufe von ihrer Nachbarin bekommen habe. Nach einer Stunde Überzeugungsarbeit erklärt sich Lena bereit, am nächsten Tag wieder in die Tagesklinik zu gehen.

Eine Woche später ruft mich die Ärztin der Tagesklinik an, sie habe dringenden Gesprächsbedarf. Die Tagesklinik ist noch deprimierender als die geschlossene Station vorher. Braune Flure, abgewetzter Linoleumfußboden, geschlossene Zimmer, der typische Krankenhausgeruch. Ich klopfe pünktlich um 14 Uhr an die Tür von Frau Dr. R. Ein Kopf zeigt sich in der Tür und sagt herrisch: »Warten Sie bitte, ich rufe Sie schon auf!« Der Kopf verschwindet wieder. Ich warte zwanzig Minuten auf dem Holzbänkchen. Das Gespräch verläuft so wenig freundlich, wie es sich angebahnt hat. Die Ärztin erklärt mir, dass Lena nur schwer zu ertragen sei und ihre Mitpatienten und das Pflegepersonal an ihre Grenzen brächte. Wenn sich das nicht grundsätzlich ändere, könne man Lena nicht hierbehalten. In mir steigt Wut hoch. Ist es nicht ihr Job, sich um schwierige Patienten zu kümmern? »Sie sind doch Psychiaterin«, sage ich zu Frau Dr. R., »Sie wissen doch sicher, welche Vorgehensweise bei solchen Patienten sinnvoll ist.« Nein, sie könne nichts machen, wenn der Patient keine grundsätzliche Bereitschaft zeige, mitzuarbeiten. Und das sei bei Lena der Fall. Sie wolle ihr jetzt noch eine Bewährungsfrist von einer Woche geben, aber mehr könne sie nicht tun. Sie müsse auch die anderen Patienten schützen, dafür müsse ich Verständnis haben.

Ich höre jedes Wort der Ärztin, aber ich will sie nicht verstehen. Ich könnte sie anschreien vor Wut. Es ist keine Charakterschwäche von Lena, dass sie so aggressiv ist, es ist ihre Krankheit, und für die darf sie doch nicht *bestraft* werden! Auch schwierige Patienten müssen ein Recht auf Behandlung haben.

Lena bekommt ihre Frist, nutzt sie aber nicht. Nach drei Tagen geht sie nicht mehr hin. Es sei zum Kotzen, erklärt sie mir, und damit ist die Nachsorge beendet.

Natürlich glaube ich nicht wirklich, dass die Ärztin es sich zu leicht gemacht hat. Natürlich muss sie sich um alle Patienten kümmern, und wenn ein Patient es für alle anderen schwierig macht, dann hat sie wohl keine Wahl. Ich weiß, wie unerträglich und erbarmungslos Lena in ihren Krankheitsphasen sein kann. Selbst ich ertrage es kaum. Aber wenn das »System« einen schwierigen Patienten gerade in so einer Situation einfach fallenlässt, wer kann dann noch helfen? Vielleicht sind Lenas Klagen über ihre Schwierigkeiten, als Manikerin mit Depressiven konfrontiert zu sein, nicht ganz von der Hand zu weisen. Vielleicht ist eine gemeinsame Therapie dieser Patientengruppen nicht sinnvoll.

»Mich stört der Krach von den anderen Patienten. Das macht mich total nervös, ich kann mich hier nicht ausruhen«, sagt mir ein älterer Mann im Krankenhaus und erzählt, dass er Lehrer sei und wegen seiner Depressionen immer wieder freiwillig ins Krankenhaus gehe. »Ich wünsche mir einfach Ruhe, aber die gibt es hier nicht. Sie sehen doch selbst, was für ein Lärm und welches Chaos hier herrschen.« Er hätte es viel lieber, wenn um ihn herum nur depressive Patienten wären.

Nach dem abrupten Ende des Tagesklinikaufenthalts kümmert sich niemand darum, wie es Lena geht. Sie sitzt wieder einsam in ihrer Wohnung, raucht und sieht fern. Von mir schottet sie sich ab, nimmt keinen Rat an, und wenn wir Kontakt haben, ist es meistens anstrengend und unerfreulich für uns beide.

Nach den vielen Jahren Krankheitsmanagement habe ich resigniert. Ich glaube nicht mehr daran, dass sich noch etwas ändern wird. Lena wird immer wieder in schwere Krankheitsepisoden geraten, und mein Leben wird sich auch künftig nur um sie drehen. Darum, ihre Forderungen abzuwehren, darum, erneute Dramen zu verhindern und Katastrophen aus dem Weg zu räumen. Ich habe jeden Lebensmut verloren. In leisen Gesprächen am Rande von Tagungen haben mir auch andere Mütter davon erzählt, dass sie darüber nachgedacht haben, ihrem Leben ein Ende zu setzen.

Natürlich siegen die Vernunft und mein Lebenswille. Es ist mein Glück, dass es mir trotz aller Phasen von Resignation und Selbstmitleid immer wieder gelingt, mich für etwas zu begeistern. Ein schönes Buch, die anderen Kinder, ein interessanter Film, nette Klienten oder Freunde bewirken, dass ich mich wieder aufrichten kann und Freude am Leben empfinde. Es hilft auch, dass ich weiß, dass eine unglückliche Mutter für Lena eine zusätzliche Belastung ist. Sie empfindet oft Schuld, weil ich ihretwegen so ein hartes Leben habe. Diese Schuldgefühle soll sie nicht auch noch haben müssen. Sie hat keine Schuld an ihrer Krankheit und braucht ihre ganze Kraft für sich.

Ich muss etwas dafür tun, nicht selbst depressiv zu werden. Ich kann lernen, Lena zu unterstützen, ohne dabei selbst draufzugehen. Ich muss die Situation nüchtern betrachten. Lena ist wütend, das ist verständlich. Wütend auf die Krankheit, das Leben, das ihr entgeht, auf ihre eingeschränkten Rechte, auf die Betreuung. Ihre Wut ist auch die verständliche Reaktion darauf, dass ich ihr mit der Betreuung ein Stück Autonomie genommen habe. An wem, wenn nicht mir, soll sie ihre Wut auslassen? Sie weiß, dass ich trotz allem immer für sie da sein werde. Und seitdem ich mir das bewusst gemacht habe, geht es mir besser.

Inzwischen habe ich auch gelernt, Lenas Situation nicht immer nur mit meinen Maßstäben zu messen. Das Chaos in ihrer Wohnung darf mich nicht mehr so verstören. Auch meine Therapeutin bestärkt mich darin, nicht die Unordnung zu sehen, sondern für Lena da zu sein und sie emotional zu unterstützen. Sie erklärt mir, dass Lena diese Umgebung nicht unbedingt als störend empfinden muss und sich innerlich davon distanzieren könne. Als ich Lena einmal besuche, sitzt sie entspannt inmitten des Chaos auf dem Sofa, hört Musik und isst mit großem Vergnügen ein selbstgekochtes Gulasch. Es riecht appetitlich. Überall im Zimmer sind Kerzen angezündet, auf dem Fensterbrett blüht eine Gardenie. Sie freut sich, mich zu sehen, und erst als sie meinen Gesichtsausdruck bemerkt – tatsächlich bin ich entsetzt über den Zustand ihrer Wohnung –, verändert sich abrupt ihr Gesichtsausdruck. Schuldbewusst und nervös beginnt sie, Gegenstände vom Boden aufzuheben und über den Tisch zu wischen. Sie versichert mir, dass sie schon begonnen habe, aufzuräumen, dass sie den Boden in der Küche bereits geputzt habe und dass bald alles völlig in Ordnung sein werde …

Durch meinen Gesichtsausdruck ist ihr Wohlbefinden empfindlich gestört. Plötzlich sieht sie ihre Wohnung mit meinen Augen. Später wehrt sie meine Besuche oft ab, weil sie noch nicht zum Aufräumen gekommen sei, oder bittet mich, bei meinem Besuch nicht sofort die Unordnung zu kritisieren. Es ist nicht wichtig, wie die Wohnung aussieht, es ist wichtig, dass Lena sich darin wohl fühlt. Durch meine Kritik wird sie immer wieder daran erinnert, dass aus meiner Sicht mit ihr etwas nicht »in Ordnung« ist. Man muss viel lernen als Angehörige.

Es tut heute auch nicht mehr so weh, wenn Lena ausrastet und gegen mich wütet. Es kann sogar komisch sein. Eines Tages schreit sie mich in einer Fußgängerzone so laut an, dass sich bald eine Menschenmenge um uns versammelt hat.

Ich habe Sorge, dass sie die Polizei rufen werden. Lena beschimpft mich. Ich sehe mir selber zu: Da steht eine nette ältere Dame mit Perlenkettchen und elegantem Mantel inmitten eines Menschenauflaufs und wird mit übelsten Schimpfworten belegt. Ich halte den Atem an und warte, bis Lena die Luft ausgeht. Als sie merkt, dass von mir keine Reaktion kommt – vielleicht sieht sie auch die vielen starrenden Menschen –, stampft sie mit einem lauten »Du kannst mich mal!« davon. Die Menge zerstreut sich. Langsam gehe ich zu meinem Auto und plötzlich werde ich von einem Lachanfall geschüttelt. Wenn Lena im Alter von sechs Jahren ein derartiges Drama veranstaltet hätte, dann hätte ich auch gelacht. Vielleicht muss ich mir sagen, dass Lena in für sie ausweglosen Situationen in ein kindliches Verhalten zurückfällt. Als ich später Freunden und meinem Arzt davon erzähle, müssen auch die lachen. Inzwischen breche ich bei solch einem Ereignis nicht mehr zusammen, sondern kann eine vernünftige Distanz herstellen. Lena schreit mich an – na und?

Als ich Lena später von dieser Szene erzähle, lächelt sie verlegen. »Ich will das alles gar nicht wissen, Mami. Das war ja schon ziemlich albern von mir.«

»Hilfe« kommt – wieder mit der Polizei

Aber noch ist die Situation für Lena und mich nicht so entspannt. Einige Monate später bekomme ich wieder einen Anruf. Dieses Mal teilt mir ein unfreundlicher Polizist mit, dass er Lena gerade in die Klinik transportiert habe. Es sei nicht leicht mit ihr gewesen, man habe ihr Handschellen anlegen müssen. Ich rase ins Krankenhaus, überstehe wieder die Wartezeit vor der geschlossenen Stationstür, die unfreundliche Schwester und erlebe eine hochgradig psychotische Lena. Sie klammert sich an mich, weint, schreit, erzählt von Leichen, die sie umgeben, zeigt auf Bilder, aus denen sie beobachtet wird. Aber sie ist froh, dass ich gekommen bin. Während ich mit ihr den Flur auf und ab gehe, um sie zu beruhigen, zeigt sie an die Decke, an der Nylonfäden kreuz und quer gespannt sind. »Siehst du das, Mama, da werden wir beobachtet. Ich habe Angst, lass uns hier weggehen.«

Ich begleite sie in ihr Zimmer. Das Laken ihres Bettes ist dunkelgrau, voller Tabakkrümel und Zigarettenasche. Ich will ihr helfen, den Mantel auszuziehen, und versuche ihr die Tasche abzunehmen. »Nein«, schreit sie, »ich ziehe mich nicht aus, und die Tasche muss ich auch behalten. Da sind lauter wichtige Sachen drin!« Die Tasche ist vollgestopft mit Zeitungen, Tabakpäckchen und Pizzaservice-Faltblättern. Ich versuche, das Bett wenigstens ein bisschen zu säubern und bleibe bei ihr, als sie sich hinlegt. Plötzlich sitzt sie senkrecht im Bett und starrt mich an. »Sind Sie Frau Gebhard oder Janine Berg-Peer?«

Ich bin einen Moment lang geschockt, weiß aber inzwischen, wie ich damit umgehen muss. »Ich bin Janine Berg-Peer«, antworte ich ruhig. »Ich bin deine Mutter.« Sie guckt mich weiter beschwörend an. »Hast du den Auftrag gegeben, mich umbringen zu lassen?« Jetzt muss ich doch tief Luft holen, aber ich sehe Angst in ihren Augen. »Nein, das habe ich nicht getan, ganz bestimmt nicht, Lena. Das musst du mir glauben.« Lena scheint beruhigt. »Das ist gut«, sagt sie und will wieder vom Bett aufstehen. Zum ersten Mal erlebe ich die Auswirkungen einer Psychose ganz unmittelbar. Lena und ich befinden uns nicht mehr in der gleichen

Realität. Der Tascheninhalt und glühende Zigarettenasche fallen auf die Bettdecke. Nervös und zittrig versucht Lena, alles wieder einzusammeln. »Ich brauche Blättchen, wo sind denn meine Blättchen, ich hatte doch noch … Und Tabak habe ich auch keinen mehr. Ich muss unbedingt rauchen. Aber ich habe ja kein Geld, die beschissene Betreuerin kommt ja nicht vorbei, sie will etwas schicken, das dauert doch viel zu lang. Ich will jetzt …« Ihr Blick ist unstet, die Hände zittern, mit dem Bein klopft sie in schnellem Takt auf den Boden.

Ich sammle den Tascheninhalt auf, streiche die Zigarettenasche vom Bettzeug – sie hat schon ein Loch hineingebrannt – und stelle alles ordentlich hin. Völlig sinnlos, denn mit jeder Bewegung reißt Lena alles zusammen. Es ist nur ein hilfloser Versuch meinerseits, diesem Zusammenbrechen von Struktur etwas entgegenzusetzen. Aber mein Ordnungsbedürfnis macht Lena nur noch aufgeregter. Daher setze ich mich ruhig zu ihr auf den Bettrand. »Soll ich für dich Zigaretten kaufen?«, frage ich. »Ja, das wäre toll. Und Blättchen und Cola, ich habe solchen Durst.« Wir gehen zusammen über den Flur zur Stationstür. »Frau Berg-Peer, ich muss Sie unbedingt sprechen!« Die Ärztin, die wir schon kennen und schätzen, kommt mir entgegen. »Ich will mit!«, ruft Lena alarmiert. »Ich will dabei sein, wenn Sie mit meiner Mutter sprechen.«

»Nein«, sagt die Ärztin freundlich und ruhig zu Lena, »ich möchte allein mit Ihrer Mutter sprechen. Sie sind im Moment so aufgeregt und schreien so, da können wir uns nicht ruhig unterhalten.« Ich traue meinen Ohren nicht: Normalerweise heißt es doch, dass Psychiater und Therapeuten auf keinen Fall mit Angehörigen sprechen dürfen, wenn die

Patienten dies nicht wollen. Ich halte die Luft an und warte auf einen wütenden Ausbruch von meiner Tochter.

»Na gut«, sagt Lena, »dann rauche ich in der Zwischenzeit eine Zigarette. Und du vergisst den Tabak nicht, Mami? Aber vier Päckchen, ich muss hier einfach so viel rauchen!« Sie dreht sich um und marschiert mit fest an sich gedrückter Tasche in Richtung Raucherraum. Ich bin beeindruckt von Frau Dr. S.

Wir setzen uns in ihr Sprechzimmer, in dem ein Hund brav in seinem Körbchen liegt. Er ist einer der Stationshunde, die inzwischen als eine Art »Hilfstherapeut« angeschafft wurden. Ihr Kollege, Dr. P., kommt dazu und wir setzen uns. »Frau Berg-Peer, wie konnte es denn nur so weit kommen?«, fragt die Ärztin. Wie bitte? Mit allem habe ich gerechnet, aber nicht mit diesem Vorwurf. Ich bin sprachlos. »Wie es dazu kommen konnte?«, stottere ich. »Ja, das weiß ich auch nicht genau, aber ich habe sie eine ganze Zeitlang nicht gesehen. Sie will mich nicht sehen. Und wenn ich ihr gesagt habe, sie solle ins Krankenhaus oder wenigstens zum Arzt gehen, hat sie das immer vehement abgewehrt. Sie wissen doch, dass ich nichts tun kann.« Ich sehe die beiden fassungslos an.

»Es war doch das letzte Mal deutlich besser mit ihr, als sie vor einem Jahr entlassen wurde«, sagt Dr. S. »Ist sie denn nicht mehr in Behandlung? Sie ist ja jetzt in einem ganz schlimmen Zustand!«

»Ich weiß, ich sehe das ja auch. Ob sie regelmäßig zu Dr. K. geht, weiß ich nicht. Er würde mir das nicht sagen, er redet ja nicht mit mir.« Inzwischen bin ich wütend.

»Bei Dr. K. ist Ihre Tochter?« Beide Ärzte gucken sich beeindruckt an. »Dr. K. ist ja nun wirklich ein sehr guter Kollege. Also wenn sie bei Dr. K. ist …«

»Ich weiß das alles, er ist ein wunderbarer Arzt. Und ich bin froh, dass Lena bei ihm ist. Aber dann sollten Sie auch ihm die Frage stellen, wie es denn so weit kommen konnte. Nicht mir!« Ich halte ihr mein Handy entgegen. »Wollen Sie ihn anrufen?« Inzwischen bin ich einfach nur noch wütend und verletzt. Meine Tochter wird in einem schlimmen Zustand eingeliefert, und die Schuld suchen sie als Erstes bei der Mutter. Dann sollen sie Lena doch im Krankenhaus behalten, bis sie auskuriert ist, und nicht nur so lange, wie es die Krankenhausverwaltung für ökonomisch sinnvoll erachtet. Das letzte Mal hatte ich sie gebeten, Lena ein oder zwei Wochen länger dazubehalten, weil es ihr noch nicht gutging. Unklugerweise hatte ich dabei auch erwähnt, dass Lena nachts wieder dermaßen viel Krach gemacht hatte, dass die Nachbarn die Polizei gerufen hätten. »Das«, wurde mir damals mit strenger Stimme vom Oberarzt gesagt, »ist nun wirklich kein Grund, jemanden länger im Krankenhaus zu behalten.«

Frau Dr. S. bemerkt, dass die Situation zu entgleiten droht. Sie erklärt, dass sie nur einen Schreck bekommen hätten und dass mich natürlich keine Schuld trifft, sie hätten nur wissen wollen, was passiert sei. Ich zucke mit den Schultern. Das Übliche ist passiert. Was genau, weiß ich nicht. Es fängt eben irgendwann wieder an. Die Ärzte versichern mir, dass ich sie anrufen könne, wenn ich besorgt sei. Das ist mehr, als ich von anderen Ärzten gewöhnt bin, und ich bin wieder versöhnt. »Frau S. war diesmal wohl enttäuscht von mir, weil ich nicht durchgehalten habe«, meint Lena später. Mir wird klar, dass sie ihre Rückfälle als persönliche Niederlagen, als Versagen empfindet.

Diesmal ist es eine schwere Episode. Bei unseren Spaziergängen fährt Lena häufig zusammen. »Siehst du das,

Mami, siehst du die Leichen da rechts und links? Ich habe Angst, ich will diesen Weg nicht gehen.« Sie klammert sich an ihre vollgestopfte Tasche, geht schleppend und schaut sich furchtsam um. Tagelang fühlt sie sich von Leichen umgeben und glaubt, dass auch sie selbst ermordet werden soll. Der Pfleger und die anderen männlichen Patienten hätten sie vergewaltigt, ist eine weitere Wahnvorstellung, die Lena peinigt. Ich sehe ihr ihre Angst an. Mein Therapeut hat mir erklärt, dass die unermessliche Angst, von der die Patienten gequält werden, sie oft daran hindert, einzuschlafen. Sie dürfen die Kontrolle nicht aufgeben. Wenn sie schlafen, könnte Schlimmes passieren.

Zum ersten Mal erlebe ich Lenas Halluzinationen unmittelbar mit. Ständig schaut sie fragend nach rechts oben und lauscht, als ob sie jemandem zuhört. Aber ich habe den Eindruck, dass diese imaginierte Person beruhigend auf sie wirkt. Als es eines Tages wieder ewig dauert, bis Lena ihre Sachen gepackt hat, um mit mir in den Krankenhauspark zu gehen, und sie immer wieder den Kopf fragend nach rechts oben richtet, frage ich ungeduldig: »Na, was sagt sie denn nun, können wir gehen?« Lena blickt noch einmal nach rechts oben und sagt dann lächelnd »Ja, das ist o. k.« Ich habe spontan gefragt, wir hatten noch nie darüber gesprochen, ob sie dort jemanden sieht und was sie mit dieser Person bespricht. Aber offenbar habe ich den richtigen Ton getroffen. Eine Weile gehen wir zu dritt spazieren, Lena, ihre imaginierte Freundin, wie sie sie nennt, und ich. »Ich weiß ja, dass sie gar nicht wirklich existiert«, sagt Lena später leicht entschuldigend. »Ich habe keine Halluzinationen.« Ich nicke zustimmend, und sie guckt wieder fröhlich nach rechts oben.

»Bettwäschewechsel nur in der Morgenschicht!«

Lena verwahrlost entsetzlich – dieses Mal *in* der Klinik. Sie hat sich seit vierzehn Tagen nicht gewaschen, weder den Mantel noch die Stiefel ausgezogen. Die Bettwäsche ist schmutzig und übersät mit Tabakkrümeln, Zigarettenasche und Essensresten. Ich sehe, dass sie sich nicht ausziehen will oder kann. Sie klammert sich an ihren Mantel und ihre Tasche, niemand darf ihre Stiefel anfassen. Schließlich kann ich es nicht mehr mit ansehen und bitte eine Schwester um frische Bettwäsche. »Bettwäschewechsel ist nur in der Morgenschicht!«, erklärt sie mit einem genervten Gesichtsausdruck. »Und außerdem ist der Schrank für die Bettwäsche im Badezimmer, und das wird erst um 16 Uhr wieder geöffnet.« In mir steigt eine unbändige Wut auf. Nur mit Mühe kann ich den Impuls loszuschreien unterdrücken. »Sie geben mir jetzt auf der Stelle Bettwäsche für meine Tochter«, sage ich mühsam beherrscht. »Andernfalls gehe ich sofort zum Chefarzt und kläre das Problem dort.« Ich habe Menschen, die mit Vorgesetzten drohen, immer lächerlich gefunden. Aber zum ersten Mal in meinem Leben verstehe ich, dass dies ein letztes Mittel sein kann. Die Schwester, die mich bisher nur freundlich und rücksichtsvoll kennt, merkt wohl, dass es mir ernst ist. Widerwillig steht sie auf, sucht umständlich den Schlüssel und holt Bettwäsche aus dem Badezimmer. Missmutig knallt sie die Wäsche auf den Stuhl vor Lenas Zimmer und dreht sich wortlos um.

Lena muss nicht makellos sauber sein, aber ich finde diese Verwahrlosung schlimm, um die sich auch bei anderen Patienten niemand zu kümmern scheint. Ich kann nicht beurteilen, ob es zum Therapieansatz gehört, erregte Patienten nicht mit Äußerlichkeiten wie persönlicher Hygiene oder Ordnung noch mehr zu irritieren. Aber ich glaube, dass es Lena guttun würde, wenn man sie ein wenig aus diesem äußerlichen Chaos herausholt. Vorsichtig versuche ich sie zu überreden, aufzustehen, damit ich ihr Bett frisch beziehen kann. Ich zeige ihr die Badeöle und Shampoos, die ich mitgebracht habe. Ich lege ihr ein neues Badelaken hin und lasse ihre Finger darüber streichen, damit sie fühlen kann, wie weich es ist. Nach einer halben Stunde habe ich sie so weit, dass sie mit meiner Hilfe erst den Mantel auszieht, dann die Stiefel, Jeans und T-Shirt. Es gibt einen kleinen Kampf um jedes Kleidungsstück, von dem sie sich trennt. Alles muss für sie sichtbar neben der Dusche deponiert werden, damit es nicht verschwinden kann. Ich muss ihr versprechen, darauf aufzupassen. Ich habe das Gefühl, dass ihr das warme Wasser und das duftende Badeöl guttun. Es ist, als ob mit meiner Geduld und der freundlichen Unterhaltung ein Stückchen Angst von ihr abfällt. Sie beruhigt sich erkennbar, und als sie endlich mit frischer Kleidung aus dem Badezimmer tritt, sieht sie friedlich aus. Diese Prozedur hat sie so angestrengt, dass sie nach kurzer Zeit im Bett – wieder gestiefelt und in Pullover und Mantel gehüllt – fest einschläft. Ich weiß, dass Bett und Bettwäsche morgen wieder genauso schmutzig sein werden wie vor meinem Besuch, bin aber sicher, dass die sanfte Reinigungsaktion ihr gutgetan hat. Dann beginnen wir eben von neuem. Ich habe jetzt weniger Angst vor Lenas wirren Gedanken, Vorwürfen und Ausbrüchen. Ich werde weniger in ihre Ängste hineingezogen. Sie tut mir nur unendlich leid, weil ich mir vorstelle, wie entsetzlich es sein muss, Angst davor zu haben, dass die eigene Mutter einen umbringen lassen will, oder zu glauben, von Leichen umgeben zu sein. Wie stellt sie sich Leichen vor? Sie hat doch noch nie eine Leiche gesehen. Es ist nicht das erste Mal, dass ich den Wunsch habe, in Lenas Kopf zu kriechen. Ich möchte fühlen, was Lena fühlt, ich möchte ihre Angst, Wut und ihren Wahn nachempfinden können.

Nachdem die psychotischen Symptome abgeklungen sind, werden die Besuche bei Lena wieder anstrengender für mich. Jetzt stehen wieder Lenas Missstimmungen und Gereiztheiten im Vordergrund. In die Krankenhauskantine will sie nicht. »Wenn man schon hier eingesperrt ist, dann *muss* man doch wenigstens mal woanders essen gehen dürfen. Wenn ich schon hierbleiben muss, dann *muss* ich doch wenigstens Shampoo, Zigaretten, Blättchen, Saft, Essen, Zeitschriften, neue T-Shirts, Hosen und Pullover haben. Und du wirst mich doch mal in ein Restaurant einladen können! Das wird dich doch wohl nicht ruinieren!« Die Liste der Dinge, die Lena haben muss und die ihr einfach zustehen, wird länger und länger. Ihr Ton mir gegenüber wird immer heftiger und ironischer. Inzwischen bin ich schon genervt und nervös, wenn ich im Krankenhaus ankomme, weil ich mit ihren riesigen Ansprüchen und ihrer schlechten Laune rechne.

An einem Nachmittag bittet mich Frau Dr. S. in ihr Zimmer. Sie habe beobachtet, dass es Lena jedes Mal schlechter gehe, wenn ich da war. Woran das liegen könne? Ich fühle mich ertappt, bin aber froh, ihr erzählen zu können, warum die Besuche auch für mich anstrengend und unangenehm sind. Und dass ich jedes Mal mit einem schlechten Gefühl, aber auch erleichtert nach Hause fahre. Sie hat Verständnis, bittet mich aber, zu meinen Besuchen pünktlich zu kommen. Für Lena sei es schlimm, wenn ich mich für vier Uhr ankündige, aber erst zwanzig Minuten später käme. Sie brauche Zuverlässigkeit und Struktur. Ich bin froh, dass die Ärztin mir das sagt. Solche nützlichen Hinweise, auch kritische, sind genau das, was ich mir von Ärzten immer erhofft hatte. Frau Dr. S. erklärt mir auch, dass ich keineswegs dreimal die Woche vorbeikommen müsse, schon gar nicht, wenn ich es ungern täte. Das würde Lena spüren. Besser sei es, klare Abmachungen mit ihr zu treffen, die Zeit genau festzuhalten, und dann ein- bis zweimal zu kommen, eine Stunde sei ausreichend. Und natürlich müsse ich nicht jeden von Lenas Wünschen erfüllen. Sie werde krankheitsbedingt schnell wütend, wenn ihre Wünsche nicht unmittelbar erfüllt würden. Aber ihre Ansprüche wären in dieser Phase gar nicht zu befriedigen. Was immer ich kaufen würde, wäre niemals genug. Es würde sofort ein neuer Wunsch entstehen, der unmittelbar befriedigt werden müsste. Ich müsse ihre Ausbrüche aber nicht ertragen, es sei dann am besten, einfach wegzugehen. Es sei weder für Lena noch für mich gut, wenn ich selbst in schlechte Stimmung geriete und mich nur dazu zwingen würde, doch noch einen Kaffee mit Lena trinken zu gehen. Das teile sich Lena mit, und sie würde dann noch nervöser. Auch meine Therapeutin bestärkt mich darin, Lena klar und deutlich zu sagen, dass ich ein bestimmtes Verhalten nicht akzeptieren könne. »Nur dürfen Sie es ihr niemals übelnehmen«, fügt sie hinzu. »Es ist die Krankheit, es ist nicht Lena.« Es ist nicht leicht, diese Empfehlungen umzusetzen, aber ich spüre nach ersten Versuchen, dass es mir gelingt und sogar hilft. Allmählich werden meine Besuche bei Lena entspannter und für uns beide angenehmer.

Arbeitstherapie mit Kuchen

Trotz der schweren Erkrankung darf Lena auch dieses Mal nicht länger als vier Wochen im Krankenhaus bleiben. Aber Frau Dr. S. will Lena nicht ins Leere entlassen. Sie organisiert eine Arbeitstherapie. Lena soll in einem kleinen experimentellen Kinoprojekt arbeiten, in dem Filme über Psychiatrie gezeigt werden. Wir freuen uns beide darauf. Im Sommer beginnt Lena, neun Stunden in der Woche zu arbeiten. Die ersten Wochen gefallen ihr, dann stellen sich wieder die Schwierigkeiten ein, die Lena in Arbeitszusammenhängen oft hat. Sie fühlt sich nicht zugehörig, sie ist ängstlich. Der französische Kinobetreiber unterhält sich mit den festangestellten Mitarbeitern häufig auf Französisch. Lena fühlt sich dadurch ausgegrenzt und glaubt, dass negativ über sie gesprochen werde. Die Räume sind klein, und Lena hat keinen eigenen Arbeitsplatz. »Ich weiß überhaupt nicht, wo ich mich hinsetzen soll, Mami«, klagt sie. »Es ist alles so eng, das ist schrecklich. Wenn man am Computer sitzt und einer will ins Badezimmer, dann muss ich aufstehen. Und niemand sagt mir, was ich tun soll. Mit den Kunden sprechen, das traue ich mich nicht. Ich kann noch nichts über die Filme und Regisseure erklären. Und dann gibt es nur einen Computer für sechs. Die schreiben doch wirklich noch Adressen per Hand auf die Briefumschläge! Ich wollte eine Datenbank einrichten, aber sie haben nicht mal ein Programm dafür!« Da Lena und ich nicht mal zum Einkaufen ohne Excel-Liste gehen und sie sowohl von ihrer Ausbildung als auch von ihrem letzten Job her eine andere Arbeitsweise gewohnt ist, ärgert sie das. Es fällt ihr schwer, sich mit der Situation abzufinden und die Arbeit so zu erledigen, wie es dort üblich ist. Vielleicht hat sie auch den Eindruck, dass ihre Kompetenz nicht genügend gewürdigt wird. Am meisten aber beschwert sie sich bei mir über die Arbeitsweise im Kino. »Weißt du, die sitzen jeden Morgen erst mal zusammen, und immer bringt einer Kuchen mit, schrecklich, und dann quatschen sie stundenlang. Und dann kommt nachmittags ein Freund vorbei, der bringt wieder Kuchen mit, und dann wird Französisch geredet. Und ich verstehe nichts und komme mir blöd vor. Und dann duzen wir uns und sollen alle gute Freunde sein, ich finde das furchtbar. Und der eine, der auch eine Arbeitstherapie macht, der kommt die Hälfte des Monats zu spät oder gar nicht, weil er sich nicht so fühlt. Und wenn er da ist, dann quatscht er nur. Der kriegt aber auch sein Geld dafür, ich finde das ungerecht.« Ich weiß nicht, ob Lenas Gefühl, nicht integriert zu sein, zu dieser Kritik führt. Was deutlich wird, ist, dass es ihr an Struktur fehlt. Sie möchte einen eigenen festen Arbeitsplatz und eine klare Aufgabe, die sie dann auch selbständig lösen will. Und sie möchte ihre Arbeit gut machen und dafür gelobt werden. Hinzu kommt, dass die für sie zuständige Sozialarbeiterin aus dem Krankenhaus sich oft verspätet, wenn sie mit Lena verabredet ist. Lena macht das wütend. Ich erinnere mich an die Worte der Ärztin über meine Unpünktlichkeit. Lena fühlt sich durch die Unpünktlichkeit nicht ernst genommen. Vollends wütend wird sie, als ihr Geld nicht termingemäß ausgezahlt wird. Sie empfindet es als zutiefst ungerecht, wenn Abmachungen nicht eingehalten werden. Sie muss über einen Monat warten, bis sie endlich ihren Lohn ausgezahlt bekommt. Jemand hatte vergessen, den Zettel auszufüllen, die Person, die unterschreiben muss, war gerade nicht da. Das sind alles Kleinigkeiten, die im Arbeitsleben vorkommen können. Aber bei

Lenas dünner Haut wird jedes dieser Ärgernisse zu einer unerträglichen Belastung für sie. Vor allem aber bestärken diese Unachtsamkeiten sie in ihrer Neigung, eine einmalige Erfahrung auf alle anderen ähnlichen Situationen zu übertragen. Damit wird sie um die Möglichkeit gebracht, neue Erfahrungen zu machen. Nie wieder wird sie in einem Kinoprojekt arbeiten …, nie wieder wird sie eine Arbeitstherapie machen …, nie wieder.

Ihr Chef ist überrascht, dass Lena die angebotene Verlängerung des Vertrages ablehnt. Er war zufrieden mit ihr und hat ihre Irritation nicht bemerkt. Ich kann mir vorstellen, dass anderen Psychiatrieerfahrenen eine lockere Atmosphäre, in der man sich unterhalten kann und nicht auf Zeiten geachtet wird, entgegenkommt. Lena ist nicht so sehr auf der Suche nach Wärme am Arbeitsplatz, sondern sie möchte eine Aufgabe, an der sie sich beweisen kann. Und sie empfindet jede Nichteinhaltung einer Vereinbarung als unerträglich. Ich bedaure, dass sie nicht dort bleiben möchte, vielleicht hätte sie sich nach einer Weile dort sicherer und akzeptierter gefühlt.

Bipolar ist viel besser!
Oder: Wie verlässlich sind Diagnosen?

Da Lena nun wieder beschäftigungslos und einsam in ihrer Wohnung sitzt, suche ich nach anderen Ärzten, um mehr über ihre Diagnose und Therapiemöglichkeiten herauszufinden. Es muss doch etwas geben, das ihr hilft. Vielleicht gibt es inzwischen neue Erkenntnisse? Zu meinem und Lenas Erstaunen hören wir vierzehn Jahre nach der Erstdiagnose Schizophrenie, dass Lena doch eher an einer bipolaren Erkrankung, die man früher manisch-depressiv nannte, leide. Auf meine Fragen hin wird uns erklärt, dass auch Menschen mit bipolaren Erkrankungen ebenso wie unipolar depressiv Erkrankte psychotische Schübe haben, nicht nur bei Schizophrenie kommen Psychosen vor. Wie man denn diese Krankheiten exakt voneinander unterscheiden könne? Das könne man nicht, die Grenzen seien fließend. Und außerdem seien Diagnosen leider oft nicht zuverlässig.

Leidet Lena vielleicht gar nicht an Schizophrenie? Wurde sie dann vielleicht die ganze Zeit falsch behandelt? Ich bin wütend. Wenn bekannt ist, dass Grenzen fließend und Diagnosen nicht immer verlässlich sind, warum wurde uns damals so dezidiert nach zehn Minuten diese Diagnose präsentiert? All das Leiden, das Stigma, das der Stempel »Schizophrenie« über Lena und mich gebracht hat, war vielleicht völlig unnötig.

Lena reagiert anders, sie ist hoch zufrieden. »Also doch nicht Schizophrenie«, meint sie auf der Fahrt nach Hause. »Bipolar ist viel besser.« Ich frage nach, wie sie das meint. »Schizophrenie klingt doch so furchtbar«, erklärt sie. »Jeder kriegt sofort einen Schreck, wenn er dieses Wort hört. Und du weißt doch, man kann dauernd in der Zeitung lesen, dass Mörder oder Kinderschänder schizophrene Gewalttäter sind. Und dann kennst du doch auch diese Schlagzeilen: ›Ist Frau Merkel schizophren?‹ Oder ›Das ist total schizophren!‹, sagt der eine in der Talkshow zum anderen, wenn er mit einer Äußerung überhaupt nicht einverstanden ist. ›Schizophren‹ bedeutet immer etwas Negatives. Niemand würde in einer Talkshow sagen: ›Du bist ein totaler Spasti!‹ Da würden alle aufgeregt protestieren. Das wäre nicht politisch korrekt. Aber

›schizophren‹ darf jeder als Schimpfwort benutzen. Und das ist schrecklich für mich. Und außerdem kann man eine bipolare Krankheit gut erklären.«

Ich kann Lena verstehen. Wie oft habe ich mich geärgert, wenn in den Medien leichtfertig – und falsch – mit dem Begriff Schizophrenie umgegangen wird. »Schizophrenes Spiel für schizophrene Fans« ist ein Artikel in der Fußballzeitschrift »ran« überschrieben, vermutlich weil die Mannschaften nicht gut gespielt haben. »Das ist doch schizophren! Das ist etwas, was hier keiner mehr versteht!«, kommentiert der ehemalige Duisburger Oberbürgermeister Sauerland den Streit um eine Neuregelung des Solidarpakts.[2] Mit »Willkommen in der griechischen Schizophrenie!« wird über den Machtmissbrauch in Griechenland geschrieben.[3] »Schizophren, Scheiße, saumäßig«, fasst N-tv einen Artikel zusammen, in dem der Coach von Werder das »saumäßige« Spiel seiner Mannschaft kommentiert. »Und«, fügt er hinzu, »es klingt schizophren, aber wir haben gut trainiert.«[4] »Ich bin doch nicht schizophren«, wehrt sich ein Landtagsabgeordneter gegen Anfeindungen, weil ihm Inkonsequenz beim »Nein« gegen die Wertstofftonne vorgeworfen wird.[5] Auch die Bundeskanzlerin bleibt nicht verschont. »Merkel verhält sich bei Griechenland schizophren«, schreibt »Die Welt«.[6] »Das ist doch schizophren«, ist ein Artikel überschrieben, in

2 Focus Online, 2. 2. 2010, Thomas van Zütphen
3 Der Tagesspiegel, 7. 11. 2011, Andreas Schäfer
4 Werder verzweifelt an sich, N-tv 23. 1. 2011
5 Augsburger Allgemeine, 20. 6. 2011
6 Die Welt, 14. 10. 2012, Jan Hildebrand

dem über die entsetzlichen Folgen der Investition in Streu-
bomben berichtet wird.[7] Nein, das ist nicht schizophren, das
ist ein Verbrechen!

Es geht mir nicht darum, dass ein Begriff falsch verwendet wird. Aber es ist für Betroffene äußerst verletzend,
dass »schizophren« immer einen deutlich negativen Bei-
geschmack hat. Es wird umgangssprachlich immer dann
verwendet, wenn etwas falschläuft, unverständlich ist, man
die Meinung des Gegenübers idiotisch, unerträglich, ja ver-
brecherisch findet. Vielleicht sollten die Medien als Erste
darüber nachdenken, vorsichtiger mit Sprache umzugehen.

Zur Treffsicherheit von Diagnosen erklärt mir eine Woche
später ein Psychiater, dass man die einzelnen Krankheits-
bilder ohnehin nicht ganz trennscharf auseinanderhalten
könne. Er sei der Meinung, dass vieles bei Lena doch für
Schizophrenie spreche. Von der Diagnose schizo-affektive
Erkrankung, die Lena zeitweilig auch bescheinigt wurde, hält
er gar nichts. Eine solche Krankheit gebe es gar nicht, das sei
eine Verlegenheitsdiagnose, die ihn persönlich ärgere. Lenas
Therapeut wiederum hält nichts von der Schizophreniedia-
gnose, aber bipolar würde auch nicht so gut passen, denn bei
ihr seien nur manische Phasen zu erkennen, sagt Lena. Ein
weiterer Psychiater bestätigt ganz klar die Schizophreniedia-
gnose. Was ist nun richtig? Anfangs glaubte ich, dass für eine
sinnvolle Behandlung eine exakte Diagnose notwendig sei.
Mittlerweile weiß ich, dass auch die Auswahl der Neuroleptika nach dem Prinzip »trial and error« stattfindet. Man muss
ausprobieren, welches Medikament für welchen Patienten

7 Neues Deutschland, 15. 6. 2012

geeignet ist. Nicht jedes Medikament schlägt bei Menschen mit der gleichen Diagnose gleich an. Bei manchen Menschen (sogenannte »non-responder«) bleibt die Wirkung von Medikamenten aus. Es gibt aber auch Menschen, bei denen die Psychose ohne Medikamenteneinnahme wieder zurückgeht. Man muss in enger Absprache mit dem Patienten die richtige Diagnose und das richtige Medikament in der richtigen Dosierung finden.

Mir scheint es aber auch wichtig zu sein, wie Patienten mit ihrer Diagnose umgehen können. Das »Etikett«, das sie verpasst bekommen, spielt eine große Rolle dabei, wie sie ihre Krankheit annehmen können. Zum ersten Mal nach Jahren höre ich jetzt, wie Lena Freundinnen und neuen Bekannten entspannt erklärt, dass sie gerade etwas manisch sei und daher so viel rede und dass das eben ein Merkmal einer bipolaren Erkrankung sei. Niemals vorher hat sie offen über ihre Krankheit gesprochen. Das Etikett ist äußerst wichtig, nicht nur für die Therapie, sondern auch für Lenas Selbstgefühl. Und es ist nicht nur für Lena wichtig. Denn auch ich habe mich durch die Klassifikation »Schizophrenie« blockiert gefühlt. Ich habe Lena in den Anfangsjahren viel zu vorsichtig und kontrollierend behandelt, einfach, weil ich vor dem Begriff Schizophrenie so viel Angst hatte. Wenn zu Beginn vorsichtig von einer psychotischen Phase gesprochen worden wäre, hätte ich zwar auch nicht gewusst, was das bedeutet, aber vielleicht hätte ich mich mit weniger Angst damit auseinandersetzen können. Heute weiß ich, dass Schizophrenie eine behandelbare Krankheit ist, die nicht unheilbar sein muss und mit der man, trotz Krankheitsphasen, ein gutes Leben führen kann.

Manche Fachleute sind der Meinung, dass es letztlich keine Rolle spiele, welches Etikett die Krankheit erhält. Aber für uns hat es eine große Rolle gespielt. Es hat Lenas und auch meine Stimmung, unsere Haltung zum Leben und zueinander und unsere Lebensqualität deutlich beeinflusst. Lena erzählt, dass Ärzte ihr geraten haben, sich doch nicht so viel mit der Diagnose zu beschäftigen. Es ginge doch nur darum, dass sie lerne, mit der Krankheit umzugehen. »Glaubst du, dass sich jemand mit einer Diagnose ›Schizophrenie‹ *nicht* beschäftigen würde?«, fragt sie mich.

Von einem bin ich überzeugt: Sowohl mit der Diagnose als auch mit den Therapiemöglichkeiten müssen sich Patienten wie Angehörige selbst auseinandersetzen. Die Ärzte können uns ihren Rat geben, aber oft sind auch sie hilflos. Letztlich müssen wir die Entscheidungen treffen.

Die sich ändernden Diagnosen sind nicht der vermeintlichen Inkompetenz von Psychiatern geschuldet. Viele Angehörige haben mir erzählt, dass sich die Diagnosen ihrer Kinder im Laufe der Jahre auch immer wieder geändert haben. Es wird auch berichtet, dass Erkrankte zu fünf unterschiedlichen Ärzten gehen und ebenso viele unterschiedliche Diagnosen erhalten. Vielleicht ändern sich auch die Krankheitssymptome im Laufe der Zeit. Hinzu kommt, dass eine präzise Diagnose wie etwa bei Krebs oder Diabetes oder einem Knochenbruch in der Psychiatrie nur schwer möglich ist. Anders als bei rein somatischen Erkrankungen ist bei psychischen Erkrankungen bisher keine eindeutige physiologische Veränderung zu identifizieren. Der Psychiater, lese ich, bleibt vor allem auf Informationen des Betroffenen und auf seine eigenen Beobachtungen angewiesen. Das leuchtet mir ein. Allerdings werden sich die Diagnosemöglichkeiten deutlich verbessern. Mit den neuen bildgebenden Verfahren können bereits jetzt Veränderungen des Gehirns erkannt werden, selbst wenn aus diesen Veränderungen noch keine exakte Diagnose abgeleitet werden kann.

2011 | Wieder von vorne

Wieder sitzt Lena allein zu Hause vor dem Fernseher und raucht. Es geht ihr nicht gut. Manchmal weint sie oder schreit. Aus dem System ist sie wieder herausgefallen, da sie die Arbeitstherapie nicht verlängert hat. Niemand ist mehr für sie zuständig. Das Krankenhaus nicht, sozialpsychiatrische Dienste nicht, Psychiater, Psychotherapeuten und Betreuerin nicht. Sie alle würden etwas tun, wenn Lena zu ihnen käme und um Hilfe bäte. Aber das tut Lena nicht, weil sie es nicht kann. Und weil sie weiß, dass es letztlich immer auf einen Krankenhausaufenthalt hinausläuft. Auf Medikamente, die sie nicht nehmen will, weil sie davon so dick und apathisch wird.

Die Anrufe von Lenas Nachbarin werden immer dringlicher. Sie müsse immer häufiger die Polizei oder Einrichtungen für psychisch Kranke kontaktieren. Aber weder diese noch die Polizei können etwas tun. Lenas Hausverwaltung ruft an und bittet mich, etwas zu unternehmen, andernfalls müssten sie Lena fristlos kündigen. Aber was soll ich bloß tun? Auch die Betreuerin hat bereits mehrere Abmahnungen erhalten.

Im September 2010 ruft Lena schluchzend an, weil sie eine fristlose Kündigung bekommen hat. Die inzwischen nicht mehr freundliche Nachbarin hat im Haus erfolgreich Unterschriften gegen sie gesammelt. Ich fahre sofort zu ihr, um sie zu beruhigen. Sie zittert am ganzen Leib, weint, ist laut und aufgeregt.

Ich kann nichts anderes tun, als sofort mit der Wohnungssuche zu beginnen, denn ich will mich nicht auf die beruhigenden Worte der Betreuerin verlassen, die der Meinung ist, dass die Hausverwaltung mit dieser Kündigung nicht durchkäme. Und Lena will ohnehin nicht mehr dort bleiben, selbst wenn die Kündigung auf dem Klageweg zurückgenommen würde. Sie spürt die Ablehnung der Nachbarn und hat Angst, ihnen im Flur zu begegnen. Bei der Suche mache ich deprimierende Erfahrungen. Für Menschen, die Hartz IV beziehen, ist es äußerst schwierig, eine Wohnung zu bekommen. »Nein, mein Chef vermietet niemals an Hartz-IV-Empfänger«, höre ich. »Solche Menschen wollen wir nicht im Haus haben.« Ich wage gar nicht, mir vorzustellen, was ihr Chef sagen würde, wenn ich Lenas psychische Erkrankung erwähnte. Kleine, bezahlbare Wohnungen gibt es nicht viele, vor allem, wenn man in einem bestimmten Viertel von Berlin wohnen will. Und jeder psychisch Kranke und auch jeder Angehörige in Berlin weiß, wie wichtig es ist, im richtigen Viertel zu wohnen. Davon ist abhängig, in welche Klinik der Patient gebracht wird und welche Institutionen für ihn zuständig sind. Nur wenn ein psychisch Kranker *freiwillig* ins Krankenhaus geht, kann er sich auch an eine Klinik in einem anderen Bezirk wenden.

Die Wohnungsmiete darf nur eine bestimmte Höhe haben, und ich als Mutter darf meiner Tochter keinen Zuschuss geben, das Geld würde sofort abgezogen. Wahrscheinlich muss man das verstehen, ich kann es nicht. Es ist kompliziert, aber klar ist, dass es für Lena und alle Menschen, die in einer vergleichbaren Situation sind, sehr schwierig ist, eine neue Wohnung zu finden. Die Klage der Betreuerin gegen die fristlose Kündigung wird im Januar 2011 vom Richter im Namen des Volkes abgewiesen. Begründung ist, dass es dem Vermieter, einer sehr großen Wohnungsbaugesellschaft, nicht zuzumuten sei, eine Mietminderung durch Lenas Nachbarn hinzunehmen. Aber einer kranken jungen Frau ist es zuzumuten, ihre Wohnung zu verlieren und vielleicht obdachlos zu werden.

Nach intensiver Suche habe ich Glück und finde eine bezahlbare Wohnung im richtigen Bezirk. Es gibt einen kleinen Kampf mit dem Vermieter, der möchte, dass ich für Lena bürge. Aber ich kenne Eltern, die durch eine solche Bürgschaft an den Rand des Ruins getrieben worden sind, und bin stattdessen bereit, eine hohe Kaution zu zahlen. Wieder investiere ich viel Zeit und Geld in Lenas neue Wohnung. Ich bin überzeugt davon, dass es wichtig für sie ist, sich in ihrer Wohnung wohl zu fühlen. Ich halte es auch für ein gutes Zeichen, dass sie sich für die Einrichtung der Wohnung interessiert. Und deshalb kaufen wir genau den Linoleum-Fußbodenbelag, den sie sich wünscht, und ich lasse die Wände in dem Mintgrün streichen, das Lena so schön findet. Nach vielen Monaten sieht Lena endlich wieder einmal glücklich aus.

Im Juli 2011 organisiere ich den Umzug. Lena schicke ich spazieren, weil die hektische Betriebsamkeit sie nervös machen wird. Eine Freundin lädt sie für die »heiße Phase« zum Essen ein, um sie abzulenken. Lena freut sich über die Einladung, betont aber immer wieder, wie beschämend es doch für eine 32-jährige Frau ist, wenn sie nicht einmal ihren eigenen Umzug organisieren kann. Es tut mir leid, dass sie sich so hilflos fühlt.

Nach sechs Monaten Wohnungssuche, Wohnungs-einrichtung und Handwerkerkoordinierung bin ich voll-kommen erschöpft. Mit freundlichen Umzugsmännern, die meine Nervosität und Müdigkeit erkennen, schaffe ich es, alles zum verabredeten Zeitpunkt fertig zu haben. Ich schaue mich um und denke, dass Lena sich jetzt freuen wird. Die fristlose Kündigung, die Unsicherheit in der Zwischen-zeit und das Spießrutenlaufen in ihrem alten Wohnhaus waren für sie eine Belastung, aber hier kann sie sich wieder wohl fühlen. Als Lena mit meiner Freundin eintrifft, geht sie einmal schnell durch die Wohnung und schreit plötzlich los: »Wo ist mein Trockner? Ohne Trockner kann ich hier nicht leben, das halte ich nicht aus. Du weißt doch, dass ich zweimal am Tag wasche, und da brauche ich den Trockner. Hast du den Trockner weggeworfen? Den muss ich sofort zurückhaben …« Sie hört nicht auf, ihre Stimme schwillt be-drohlich an. Mir kommen Tränen der Wut. Nur die Anwe-senheit meiner Freundin und der Möbelpacker verhindert, dass ich Lena nicht ebenfalls anschreie und die Wohnung türknallend verlasse. Ich hole tief Luft und erkläre ihr, dass der Trockner in der winzigen Wohnung keinen Platz gefunden hat und deswegen im Keller steht. Und dass die Wohnungsbaugenossenschaft ein schönes gläsernes Wasch-haus gebaut hat, mit vielen Waschmaschinen und Trocknern samt Tischen, an denen man gemütlich sitzen kann. Aber Lena will nicht mit der Wäsche nach unten gehen. Da sehen andere ihre schmutzige Wäsche, und das will sie nicht. Auf keinen Fall. Sie will sofort ihren Trockner haben. Ich merke, dass Lena wieder in eine Endlosschleife gerät, die sich um fehlende Trockner, schreckliche Mütter, Nachbarn, schmutzige Wäsche und unbequeme Fahrstühle rankt. Sie ist keinem rationalen Gedanken mehr zugänglich. Ich sage nichts mehr. Ich muss nur noch weg. Wir richten ihr die Antenne ein, damit sie am ersten Abend fernsehen kann. Und dann schwöre ich mir, dass dies die letzte Wohnung war, die ich für Lena gesucht habe. Und die letzte Wohnung, die ich eingerichtet habe. Und der letzte Umzug, den ich für sie organisiert habe.

Aber auch ohne Trockner ist Lena dann eine Weile in der neuen Wohnung glücklich. Sie verschönert ihr neues Zuhause, wir kaufen Balkonpflanzen und Erde, und sie pflegt liebevoll ihre Tomaten und Kräuter. Vergnügt und entspannt sitzen wir an schönen Sommerabenden mit einem Glas Campari Orange auf ihrem Balkon. Sie bewirtet mich mit selbstgekochten Köstlichkeiten, die sie kunstvoll serviert. Lena ist eine großartige Köchin.

Zwei Monate nach Lenas Einzug bekomme ich einen Anruf von einer freundlichen, aber besorgten Dame der Hausverwaltung. Sie müsse mir leider sagen, dass die Nachbarn sich massiv beschwerten. Lena würde nachts schreien und Gegenstände durch die Wohnung werfen. Die Musik sei so laut, dass niemand schlafen könne. Ob ich mir das erklären könne? Mir wird ganz schlecht. Ja, ich kann es mir erklären, aber das sage ich der freundlichen Dame nicht. Ich versichere ihr, dass ich sofort mit der Betreuerin und mit Lena sprechen würde. Es würde nicht wieder vorkommen.

Ich sitze bewegungslos neben dem Telefon. Die

202

Wohnungssuche, der Umzug, das viele Geld, der Versuch, alles schön für sie zu machen – alles umsonst. Als ich bei Lena ankomme, ich hatte vorsichtshalber einen Schlüssel behalten, sehe ich sofort, in welchem Zustand sie ist. Es hat keinen Zweck, sich aufzuregen oder ihr Vorwürfe zu machen. Ruhig setze ich mich mit ihr hin und erzähle ihr von dem Anruf der Hausverwaltung, weise aber gleich darauf hin, dass die Dame sehr nett gewesen sei und ihr auch nicht kündigen wolle. Sie müsse eben nur auch an die anderen Mieter denken. Ich will nicht, das Lena sich wieder in einen Hass auf die Hausverwaltung hineinsteigert.

Lena erzählt von ihren Panik- und Aggressivitätsattacken. Sie schimpft über die Nachbarn. Alle seien gegen sie – wie immer. Sie könne doch nichts dafür, diese Attacken kämen einfach so, dagegen könne sie nichts tun. Wenn Lena nichts tun kann, dann muss ich etwas tun. Oder jemanden finden, der etwas für sie tun kann. Ich sehe ihr an, dass sie ihre Tabletten nicht mehr nimmt. Sie ist wieder schlank und extrem nervös. Ich bin klüger geworden, fange nicht an aufzuräumen, mache ihr keine Vorhaltungen, breche nicht in Tränen aus. Da Lena keinesfalls ins Krankenhaus will, erzähle ich ihr vorsichtig und ohne zu drängen von Einrichtungen außerhalb des Krankenhauses. Und tatsächlich gelingt mir ein kleiner Durchbruch: Ich darf mich nach diesen Möglichkeiten erkundigen.

Odyssee durch das sozialpsychiatrische Paradies

Lenas Psychiater hat immer ein frühzeitiges Eingreifen empfohlen, damit eine neue Krise verhindert werden kann. Alle Bücher, die ich gelesen habe, bestätigen die

Notwendigkeit, frühzeitig einzugreifen. Es soll zwei bis drei Tage dauern, bis eine Psychose voll ausbricht. Wenn es also gelingt, frühzeitig zu intervenieren, dann kann der Ausbruch verhindert werden. Nachdem ich nun auch weiß, dass jede heftige Episode Spuren im Gehirn hinterlassen kann, bin ich fest entschlossen, Hilfe für Lena zu organisieren, sofern sie es zulässt. Dieses Mal habe ich ihre Erlaubnis. Die Stadt, in der wir leben, ist ein sozialpsychiatrisches »Paradies«, wie ein Chefarzt lächelnd bei einer Tagung sagt. Es gibt mehr Psychiater als in anderen Bundesländern oder Städten, es gibt zahlreiche Kliniken und andere Institutionen, die Hilfe versprechen, es gibt selbstorganisierte Projekte. Es gibt Tageskliniken, in denen Menschen tagsüber Halt, Beschäftigung und Therapie geboten wird, ohne dass sie aus ihrer vertrauten Umgebung gerissen werden. Dann sollte es doch auch eine Institution geben, die Lena und mir helfen kann, selbst wenn Lena nicht ins Krankenhaus will.

Meinen Glauben an dieses angeblich so paradiesische sozialpsychiatrische System habe ich eigentlich schon lange verloren. Lena ist bereits seit einem Jahr aus dem »Netz« gefallen. Ist es Lenas Schuld? Nach Beendigung der Arbeitstherapie war zwischen ihr und dem Arzt der letzten Klinik vereinbart worden, dass sie ihn einmal im Monat in der Institutsambulanz des Krankenhauses aufsucht. Sie war zufrieden mit dieser Lösung, sie mochte den Arzt. Ich war froh, denn er kannte sie und würde in der Lage sein, sie zu stützen, und frühzeitig erkennen, wann verstärkt Hilfe für sie notwendig wäre. Eine Zeitlang hielt Lena diese Termine ein. Als ich sah, dass es ihr wieder schlechter ging, habe ich sie dazu ermuntert, auch ohne Termin in die Institutsambulanz zu gehen. Ich hatte geglaubt, dass genau dazu die Institutsambulanz da wäre: schnell zu erkennen, wenn eine Krise droht und frühzeitig Hilfe anzubieten. Leider war der Arzt nicht da, als Lena kam. Es gab auch keine Vertretung, mit der sie hätte sprechen können. Stattdessen wurde meiner äußerst erregten Tochter geraten, doch in drei Wochen zum vereinbarten monatlichen Termin zu kommen. Drei Wochen sind bei einer beginnenden Psychose eine sehr lange Zeit. Lena war verärgert und ging gar nicht mehr hin.

Niemand kann dem Arzt einen Vorwurf machen, dass er nicht anwesend war, als Lena ohne Termin kam. Aber ich bin entsetzt darüber, dass sich anschließend nie jemand danach erkundigt hat, wo denn meine Tochter abgeblieben sei. Es hätte doch auffallen müssen, dass sie die Termine nicht mehr wahrnahm. Hört die Fürsorgepflicht einfach auf, wenn ein Patient nicht erscheint? Könnte nicht ihre Betreuerin angerufen werden? Oder der Arzt? Oder ich als Mutter? Aber Lena verschwand vom sozialpsychiatrischen Radar, nachdem sie ihren Termin nicht eingehalten hatte. Jeder Fachmann weiß, dass dies bei einer psychischen Krankheit ein schlechtes Zeichen ist. Für Fluglotsen ist es ein Alarmzeichen, wenn ein Flugobjekt vom Radar verschwindet. Nicht so in der Sozialpsychiatrie.

In der jetzigen Situation bin ich dennoch fest entschlossen, nicht aufzugeben. In eine Einrichtung, die psychisch Kranken in Krisen eine Alternative zum Krankenhaus anbietet, kann Lena leider nicht, weil sie in der falschen Krankenkasse ist. Außerdem, erklärt mir Wochen später der Leiter dieser Einrichtung, könne man in einer Krise auch gar nicht einfach dorthin kommen. Man müsse vorab eine Vereinbarung mit seiner Krankenkasse treffen und einen Vertrag abschließen, damit man in einer akuten Krise dorthin könne. Falls dann ein Platz frei sei.

In die nahe gelegene Tagesklinik kann Lena nicht, weil sie nicht schon in der angeschlossenen Klinik Patientin war, werde ich am Telefon abgewimmelt. Monate später erklärt mir eine Ärztin ebendieser Klinik, dass diese Information falsch sei, ich hätte da sicher etwas missverstanden. Das könne überhaupt nicht sein. Und überhaupt hätte ich dann eben nach einem Arzt verlangen sollen. Das hätte ich vermutlich. Ich hätte vieles anders machen müssen. Vor 16 Jahren wurde eine psychische Erkrankung bei Lena diagnostiziert, aber ich bin noch immer keine professionelle Angehörige und noch immer kenne ich mich im sozialpsychiatrischen Dschungel nicht richtig aus. Ich kenne nur wenige Angehörige, die das tun.

Nur in einer Einrichtung haben wir schließlich Erfolg. Einem einfühlsamen und kompetenten Mitarbeiter gelingt es, mit der streitsüchtigen und aufgeregten Lena eine Beziehung aufzubauen, und er bietet ihr eine wöchentliche Hilfe an, in die sie einwilligt. Ich atme auf. Nun muss nur noch eine kleine Hürde genommen werden. Ihr Arzt muss ein Formular unterschreiben, ohne das diese Hilfe nicht in Anspruch genommen werden kann. Als ich die immer gereiztere Lena mühevoll dazu überredet habe, mit mir zu ihm zu gehen, kann sein Kollege das Formular leider nicht unterschreiben, weil er nur die Vertretung ist! Er bittet die hoch erregte Lena darum, doch in zwei Wochen wiederzukommen. In zwei Wochen!

Als Lena und ich in besseren Zeiten, es ist noch gar nicht lange her, wieder einmal bei unserem Lieblingsitaliener Spaghetti essen, erzähle ich ihr von meinen vergeblichen Bemühungen und den vielen verschlossenen Türen. Sie lächelt und sagt dann den denkwürdigen Satz: »Na ja, Mama, die sozialpsychiatrische Szene ist wohl besser in ihrer Öffentlichkeitsarbeit als in der praktischen Umsetzung.«

Wohin
mit *meiner* Wut?

Es gibt Momente, in denen ich keine verständnisvolle, einfühlsame, rücksichtsvolle und aufopfernde Mutter
mehr sein will. Ich will, dass Lena tut, was die Ärzte ihr raten,
dass sie in die Klinik geht, wenn es notwendig ist. Ich will,
dass Lena endlich einsieht, dass sie ihre Tabletten regelmäßig
nehmen muss. Ich will nicht mehr ständig diesem Auf und
Ab von Hoffnung und Enttäuschung ausgesetzt sein. Wenn
das Gesetz sagt, dass Lena ein Recht auf Krankheit hat, dann
habe ich auch ein Recht auf ein zufriedenes Leben. Es macht
mich wütend, dass ich jedes Mal die Folgen falscher Entscheidungen Lenas ausbaden muss. Ich will es nicht mehr.
Auch wenn ich verstehe, dass Lena schlimme Erfahrungen
mit der Krankheit, mit Ärzten und Krankenhäusern gemacht
hat, reicht es mir. Für mich waren diese Erfahrungen auch
schlimm. Ich bin keine Heilige und will es auch nicht sein.
Meine Gefühle lassen sich nicht flexibel an Lenas Bedürfnis-
se anpassen. Ich kann mich nicht an einem Tag anschreien
und zum Teufel wünschen lassen und am nächsten wieder
zugewandt und geduldig für Lena da sein.

Nicht nur Lena ist wütend, ich bin es auch.

Aber wohin mit *meiner* Wut? Ich richte sie gegen Ärzte, Krankenschwestern und Mitarbeiter der sozialpsychiatrischen Dienste. Dafür, dass sie Lena nicht die Unterstützung geben, die ich von ihnen erwarte. Dafür, dass sie nicht das Richtige tun, nicht frühzeitig helfen. Es ist ihre Schuld, dass es meiner Tochter nicht bessergeht. Sie könnten engagierter sein, sie könnten Lena davon überzeugen, ihre Tabletten regelmäßig zu nehmen, und mir mehr Informationen geben. Ich habe es ihnen zu verdanken, dass ich nicht das Leben führen kann, das ich gern führen würde. Ein Jahr in Indien leben oder den Winter im Warmen verbringen oder im Sommer mit Hingabe meine Rosen pflegen, oder in ein kleines Reetdachhaus am Deich ziehen. Oder kambodschanischen Mönchen drei Monate Englischunterricht geben. Alles das kann ich nicht tun. Ich muss hierbleiben, ich darf Lena nicht alleinlassen, ich muss auf sie aufpassen, weil es sonst niemand tut.

Ich bin es so leid, immerwährend Verständnis für alle Seiten aufbringen zu müssen. Allmählich verstehe ich auch Lena besser: ihre ungeheure Wut auf mich, auf die Betreuerin, auf die ganze Welt. Sie weiß nicht, ob sie jemals durch Europa fahren, Arabisch lernen oder Psychologie studieren kann. Oder ob sie jemals Kinder haben wird. Sie hat allen Grund, wütend zu sein, selbst wenn ich manchmal Opfer dieser Wut bin.

Natürlich weiß ich, dass meine Wut auf Ärzte und auch alle anderen Institutionen des sozialpsychiatrischen Systems ungerechtfertigt ist. Ich weiß, dass keinen Arzt eine Schuld an Lenas Krankheit trifft oder daran, dass ihre Genesung nicht so voranschreitet, wie ich es mir wünsche. Ich bin sicher, dass es in den Einrichtungen Mitarbeiter gibt, die Eltern unterstützen und sich engagiert für psychisch Kranke einsetzen. Es gibt nette und fürsorgliche Schwestern, auch wenn wir diese nicht überall erlebt haben. In den letzten Jahren haben Lena und ich junge Ärztinnen und Ärzte kennengelernt, zu denen Lena Vertrauen hatte, die mit mir sprachen, wann immer ich das Bedürfnis hatte, und die mich mit einbezogen. Lena hat inzwischen eine großartige Soziotherapeutin, und auch Dr. K. verdanken Lena und ich viel. Es gibt viel zu verbessern im Versorgungssystem für psychisch kranke Patienten, und ich wünsche mir oft mehr Einfühlungsvermögen und Engagement, nicht nur Lena und mir gegenüber. Aber psychische Krankheiten und vor allem Schizophrenie sind bösartige Krankheiten, die für Betroffene und ihre Angehörigen schweres Leid bedeuten, auch wenn das System besser und Ärzte freundlicher wären.

Wenn ich in Ruhe nachdenke, dann wird mir – leider – klar, dass ich das Gleiche tue, was mich manchmal bei Lena stört: Ich schimpfe auf Ärzte und die Sozialpsychiatrie, ebenso wie Lena gegen ihre Betreuerin und mich wettert. Ich suche die Schuld bei Ärzten, wie Lena alle Schuld darin sieht, dass ihre *schreckliche* Mutter ihr kein Geld gibt oder sie hat entmündigen lassen. Manchmal brauchen wir einfach jemanden, dem wir die Schuld zuschieben können. Es ist sonst zu schwer zu ertragen, was uns passiert ist. Aber dennoch *weiß* ich, dass Lenas Ärzte und die Schwestern und der SPD nicht *schuld* sind. Und in unseren guten Zeiten weiß Lena, dass auch ich nicht schuld bin. Niemand hat Schuld an Schizophrenie. Shit happens.

Was belastet uns Angehörige?

Jeder ist bestürzt, wenn ich erzähle, dass meine Tochter an Schizophrenie leidet. Jeder zeigt Verständnis, wenn ich von den Belastungen spreche. Jeder kann sich vorstellen, wie furchtbar es sein muss, wenn ein Kind an Schizophrenie erkrankt. Aber viele der für Angehörige belastenden Aspekte ließen sich durch mehr und frühzeitige Aufklärung zumindest reduzieren.

Mit der Katastrophe, die 1996 über Lenas und mein Leben hereinbrach, hätte ich besser umgehen können, wenn wir frühzeitig und einfühlsam aufgeklärt worden wären. Lena und ich fühlten uns mit unserer Angst und unserer Hilflosigkeit alleingelassen. Vor allem die geringe Bereitschaft oder auch Unfähigkeit von Psychiatern und Therapeuten, mit uns zu sprechen, uns die Krankheit oder, noch wichtiger, den Umgang damit zu erklären, war anfangs die größte Schwierigkeit für mich. Anderen Angehörigen geht es ebenso. Niemand hat mich bis heute davon überzeugen können, dass es die Schweigepflicht sei, die Ärzte uns gegenüber so sprachlos macht. Sie verbietet keinem Arzt, nach Diagnosestellung ein ausführliches Gespräch mit den Eltern zu führen und zu erklären, was für eine Krankheit Schizophrenie ist. Ich glaube auch nicht, dass es verboten ist, den Angehörigen relevante Literatur zu empfehlen oder ihnen eine Liste mit Verbänden und Hilfsangeboten zu überreichen. Und schon gar niemand verbietet einem Arzt, freundliche und tröstende Worte an geschockte Angehörige zu richten und darauf hinzuweisen, dass es heute gute Therapiemöglichkeiten gibt, dass ein Mensch trotz seiner Schizophrenieerkrankung ein gutes Leben führen kann. Nirgendwo steht, dass es unzulässig ist, wenn ein Arzt uns Angehörigen empfiehlt, selbst therapeutische Hilfe in Anspruch zu nehmen, weil eine schwere Zeit auf uns zukommt. Wenn es solche Gespräche gäbe, würden wir auch schneller verstehen, warum der Arzt unseres Kindes nicht gleichzeitig unser Arzt sein kann. Wir können vieles verstehen, wenn mit uns geredet und uns Verständnis entgegengebracht wird.

Es scheint unstrittig, dass uns Angehörigen eine wichtige Rolle bei der Genesung oder »Recovery« zukommt. Nicht unsere Wunschvorstellungen, sondern Untersuchungen belegen, dass die Einbeziehung von Angehörigen in die Therapie entscheidend für einen positiven Verlauf der Erkrankung sein kann. Aus meiner langjährigen Erfahrung weiß ich, dass ich oft monatelang der einzige Mensch war, der Lenas totale Vereinsamung verhinderte. Ich habe sie ermutigt, immer wieder Hilfe angeboten, finanziell und emotional gestützt. Oft habe ich sie auch genervt, aber ich war da. Und ich bin keineswegs die Einzige – dies ist der Alltag vieler Mütter und Väter oder auch Partner von psychisch Kranken.

Mir wurde in den letzten Jahren von Ärzten oft gesagt, dass die Zusammenarbeit zwischen Ärzten und Angehörigen doch schon viel besser geworden sei. Besser ja, viel nein. Zumindest nicht flächendeckend. Immer noch sprechen viele Klinikärzte oder niedergelassene Ärzte kaum mit Eltern und Partnern. Wenn Patienten nicht wollen, dass Ärzte oder Therapeuten mit ihren Angehörigen reden, dann muss das selbstverständlich berücksichtigt werden. Aber es gibt auch Therapeuten, Sozialarbeiter und Psychiater, denen es mit Umsicht gelingt, ihre Patienten davon zu überzeugen, dass ein gemeinsames Gespräch mit den Angehörigen auch ihnen helfen kann. Wenn Ärzte Bedenken haben, dass wir Angehörige zu emotional, zu überbehütend oder zu aufgeregt sein könnten, dann sollten sie *mit uns* ein Gespräch darüber führen, welche Verhaltensweisen unseren kranken Kindern gegenüber zu vermeiden sind. Wir *wollen* es wissen, denn wir möchten alles richtig machen. Mir ist bewusst, dass es oft an Ressourcen fehlt. Aber wenn Ärzte uns mehr als Kooperationspartner begreifen würden und nicht als lästige Begleiterscheinung ihres Behandlungsauftrags, dann wären wir die Ersten, die mit ihnen für eine bessere Ausstattung kämpfen würden. Es gibt sie, die verständnisvollen und engagierten Ärzte – auch uns Angehörigen gegenüber. Lena und ich haben von ihnen profitiert. Aber es ist nicht einfach, sie zu finden.

Einschränkungen meiner Lebensqualität

Für mich gab es Phasen, in denen ich neben meiner Berufstätigkeit kaum einen Abend oder gar ein Wochenende für mich hatte. Besuche im Krankenhaus, die Nachsorge in Lenas Wohnung, Lenas Forderungen und vor allem die vielen Anrufe, in denen sie mir einen Kummer erzählen musste, haben mich zeitlich, kräftemäßig und emotional unendlich beansprucht. Lange hatte sie kaum Freundinnen und war viel allein. Sonntags brachte ich es dann nicht übers Herz, sie alleinzulassen, sondern habe ihr einen Ausflug, einen Kinobesuch oder ein gemeinsames Essen vorgeschlagen. Es gab Zeiten, in denen ich nach solchen Ausflügen heulend vor Müdigkeit nach Hause kam, weil ich wusste, dass am nächsten Morgen schon wieder die Arbeit auf mich wartete und ich keinen Moment der Entspannung gehabt hatte. Ebenso kräftezehrend kann der totale Rückzug des erkrankten Kindes sein. Wie bei vielen anderen Angehörigen auch, hat sich die Belastung durch die Erkrankung meiner Tochter auch auf meinen Gesundheitszustand ausgewirkt.

Auch finanziell fordert ein psychisch krankes Kind viel von uns. »Wenn ich alles zusammenrechne, dann habe ich für meinen Sohn in den vielen Jahren eine 3-Zimmer-Wohnung in einer guten Gegend von T. ausgegeben!«, sagt eine engagierte Angehörige zu mir. Wir beide lachten, obwohl uns nicht nach Lachen zumute war. Über lange Zeiträume hinweg, manchmal jahrzehntelang, müssen wir Angehörigen unseren Kindern mit Geld aushelfen. Viele Eltern gehen vorzeitig in Rente, um ausreichend Zeit für ihre kranken Kinder zu haben, was meist auch mit finanziellen Einbußen verbunden ist. Wenn in manischen Phasen noch ein verschwenderischer Umgang mit Geld hinzukommt, kann die finanzielle Belastung für Eltern extrem werden. Mir wurde oft gesagt, ich müsse konsequent bleiben und dürfe Lenas unkontrolliertes Geldausgeben nicht fördern. Ich solle ihren Zigarettenkonsum oder den Besuch von Cafés, in denen sie unbedingt eisgekühlten Kaffee trinken müsse, nicht auch noch unterstützen. Sie müsse lernen, mit ihrem Geld umzugehen. Sie muss es lernen, das ist richtig. Das wäre vernünftig. Aber in manischen Phasen kann sie es nicht lernen. Und ich kann nicht zusehen, wie mein Kind sich quält. Ich kann dann nicht vernünftig sein. Ich bin ihre Mutter. Die Kranken können in diesen Phasen nicht anders und ihre Eltern auch nicht.

Viele Mütter sind mit ihren psychisch kranken Kindern allein. Ich war erstaunt, festzustellen, dass es auch im Verband der Angehörigen und bei Angehörigengruppen vor allem die Mütter sind, die sich engagieren oder mit ihren Fragen und Sorgen zu den Gesprächen kommen. Bei vielen Eltern kranker Kinder kommt es zu Trennungen, und die Fürsorge für die Kinder bleibt bei den Müttern. Sind Väter weniger bereit, ihren psychisch kranken Kindern beizustehen? Ein psychisch krankes Kind ist für jede Familie eine Zerreißprobe. Viele Eltern haben unterschiedliche Auffassungen von Erziehung. Vielleicht werden die Spannungen zwischen Eltern unerträglich, wenn es um Kinder geht, deren krankheitsbedingte Verhaltensweisen schwer erträglich sind. Manchmal neigen Mütter auch bei somatischen Erkrankungen dazu, das kranke Kind zum Mittelpunkt ihres Lebens zu machen. Das kann für einen Lebenspartner und weitere Kinder schwierig werden. Halten es Väter nicht aus, wenn ihre Partnerin sich nur noch um das Kind kümmert? Manchmal habe ich auch den Eindruck, dass die wenigen männlichen Angehörigen, die ich kennengelernt habe, mit ihrem erkrankten Kind pragmatischer umgehen. Sie fordern mehr und lassen nicht alles durchgehen. Sie leiden nicht nur, sondern machen praktische Vorschläge zur Verbesserung der Situation. Vielleicht können Männer sich auch besser abgrenzen, auch von einem psychisch kranken Kind. Damit schützen sie sich auch besser vor den Folgen der Dauerbelastung. Ob dieser unterschiedliche Umgang auch ein Grund dafür ist, dass viele Mütter allein für ihre psychisch kranken Kinder sorgen? Kann es sein, dass Mütter sich allein zuständig fühlen und den Vätern keinen Raum geben, ihre Vorstellungen über den Umgang mit dem Kind zu realisieren?

Ich weiß von mir selbst, dass jede Kritik an meinem Engagement und meinem Verhalten gegenüber Lena nur schwer für mich zu ertragen ist. Leider. Wenn diese Kritik von einem Menschen käme, den ich liebe – ich weiß nicht, ob ich damit umgehen könnte. Auf der anderen Seite fehlt uns Müttern dann oft eine emotionale Unterstützung, die uns hilft, mit unserem Schicksal besser umzugehen. Wenn Eltern gemeinsam für ihr Kind sorgen, dann sollten sie auch darauf achten, dass sie ihre anderen Kinder und ihre Beziehung(en) nicht vernachlässigen. Mit meiner Erfahrung von sechzehn Jahren würde ich heute von Beginn an darauf achten, soziale Kontakte weiter zu pflegen, auch wenn es in manchen Zeiten schwerfällt. Ich würde mich auch mehr um mich selbst kümmern und Dinge tun, die mir Freude machen.

Perfekte Kinder und gedankenlose Ratschläge

»Hört endlich auf, mit euren perfekten Kindern anzugeben!«, fordern laut und unterhaltsam die italo-amerikanischen Schwestern Gina Gallagher und Patricia Konjoian in ihrem Überlebenshandbuch für Eltern mit besonderen Kindern *Shut Up About Your Perfect Kid*. Beide haben Kinder mit einer psychischen Erkrankung. Sie sprechen mir aus dem Herzen. Wie oft sitze ich gequält neben stolzen Eltern, die von den unglaublichen Erfolgen ihrer Kinder berichten. Gute Noten, Studium an den besten Universitäten, hohes Einkommen, zauberhafte Partner und Reisen nach Südamerika. Selbstverständlich lassen die Eltern ihre Umgebung damit auch wissen, dass sie selbst perfekte Eltern sind. Mir wird bei solchen Gesprächen schmerzhaft deutlich, wie sehr es vielen in unserer Gesellschaft darauf ankommt, ein perfektes Leben mit perfekten Kindern, perfekten Karrieren und natürlich perfekten Liebesbeziehungen zu führen. Ich glaube nicht, dass Menschen perfekt sein müssen und dass auch viele gesunde Menschen unter diesem Anspruch leiden. Ich wünsche mir für Lena und die Kinder meiner Freunde, dass sie vor allem glücklich sind.

Es tut weh, wenn abfällig über Menschen geredet wird, die es vermeintlich »nicht geschafft« haben. Während eines Abendessens, bei dem Lena und ich anwesend sind, redet ein Gast abfällig über eine junge Frau, die tatsächlich erst mit 26 ihr Abitur nachmachen wolle. Das sei doch nun wirklich kein Erfolgsweg. Seine Söhne hätten bereits mit 24 ihren Uni-Abschluss gemacht, natürlich mit Auszeichnung.

Mich treffen derart gedankenlose Bemerkungen sehr. Lena ist zu diesem Zeitpunkt 28 und denkt auch darüber nach, ihr Abitur auf dem zweiten Bildungsweg nachzuholen. Als wir auf dem Nachhauseweg über den Vorfall sprechen, bin ich trauriger als sie. Um sie und vielleicht auch mich selbst zu trösten, sage ich, dass der Gast das sicher nicht so gemeint habe. »Natürlich nicht«, sagt Lena mit einem resignierten Lächeln. »Das hat er natürlich nicht so gemeint, Mama. Mich hat er damit nicht gemeint. Bei mir ist das auch etwas anderes. Ich bin ja verrückt, bei mir wäre es toll, wenn ich mit dreißig noch Abitur machen würde. Bei mir wäre es schon toll, wenn ich überhaupt irgendetwas schaffe … Ich bin ja auch nicht normal.«

Fehlende Krankheitseinsicht oder Ringen um Autonomie?

Auch die Weigerung von Patienten, Hilfe anzunehmen, kann zu einer enormen Belastung für Angehörige werden. Ich war oft verzweifelt, weil Lena es lange abgelehnt hat, sich helfen zu lassen. Sie hätte Hilfe für ihre Wohnung haben können, Gespräche, Selbsthilfegruppen, einen Therapeuten oder auch vorsorgliche Krankenhausaufenthalte. Alles das bietet das sozialpsychiatrische System – nur muss der Patient es wollen. Und Lena wollte nicht. Auf keinen Fall. Sie brauchte das alles nicht, schon die Betreuerin war eine Zumutung. Ich glaube, dass es für Lena auch eine Frage des Stolzes und des Kampfes um Autonomie war, ihr Leben ohne Hilfe von außen organisieren zu können. Sie habe genug mit Krankheit zu tun, da habe sie keine Lust, auch noch in Gruppen mit anderen Kranken zu gehen, sagte sie mir. Sie wolle normal sein, mit normalen Freunden zu tun haben. Das ist verständlich, aber es gibt vieles, das jemand, der sich in einer Krankheitsepisode befindet, nicht allein schaffen kann. Außerdem war es lange Zeit nicht so einfach für sie, »normale« Freunde zu finden und sich mit ihnen zu treffen. Ihr »stacheliges« Verhalten machte es für alte Freundinnen manchmal schwer erträglich, sich mit ihr zu treffen. Hinzu kamen die ständig größer werdenden Unterschiede in der Lebensführung. Die Freundinnen studierten, hatten Partner und bekamen Kinder. Ihr Tag war ausgefüllt. Lenas Tag bestand aus vielen leeren Stunden, die sie gerne mit Telefonaten, Gesprächen,

Unternehmungen gefüllt hätte. Die Freundinnen sprachen über Erfahrungen, die Lena fremd waren und auf die sie neidisch war. Was konnte sie schon berichten? Über Krankenhauseinweisungen, müde machende Medikamente und verständnislose Ärzte. Eine fremde Welt für die Freundinnen.

Aber Lena kämpfte gegen die Krankheit, gegen die Betreuung, gegen den Rat von Ärzten, gegen mich. Es heißt, dass Lenas Ablehnung von Hilfsangeboten auf ihren Mangel an Krankheitseinsicht zurückzuführen sei, ihre fehlende Compliance. Wenn sie nur einsehen würde, dass sie krank sei, wäre das ein erster Schritt zur Besserung. Nun soll aber fehlende Krankheitseinsicht ein Symptom von Schizophrenie sein, was bedeutet, dass Lena es nicht einfach abstellen kann. Ich habe mich immer schon über den Begriff der Krankheitseinsicht oder Compliance geärgert. Ich übersetze Compliance mit Unterwürfigkeit und Fügsamkeit. Schon das Wort »Einsicht« erinnert mich an dunkle Kindertage, in denen es nicht reichte, wenn ich mich für eine böse Tat entschuldigte und versprach, sie nie wieder zu begehen. Nein, es wurde gefordert, dass ich *einsehe*, wie unrecht ich gehandelt hatte. Es wurde nicht nur äußerliches Wohlverhalten verlangt, sondern ich sollte mich auch innerlich unterwerfen. Einsicht klingt für mich, als ob jemand den Mangel an Einsicht abstellen könnte, wenn er nur nicht so störrisch wäre. Heute wird weniger von Compliance gesprochen, weil der Begriff eine Hierarchie zwischen Arzt und Patient beschreibt, die nicht mehr gewollt oder nicht politisch korrekt ist. Das ist ein Anfang. Aber ich bin sicher, dass der Begriff noch nicht aus den Köpfen aller Ärzte, Therapeuten und auch Angehörigen verschwunden ist.

Es gibt noch andere Erklärungen für den Widerstand gegen Therapie und Medikamente. Einer ist sehr naheliegend: Neuroleptika machen häufig dick, führen zu Libidoverlust und Impotenz und dämpfen die Lebensfreude. Es kann also auch eine sehr rationale Entscheidung und nicht Mangel an Einsicht sein, wenn jemand seine Medikamente nicht nehmen will. Eine weitere Erklärung ist Anosognosie, eine durch eine Verletzung des Gehirns verursachte Unfähigkeit zu erkennen, dass man krank ist.[8] Es gibt Menschen, die nicht erkennen, dass einer ihrer Arme gelähmt ist, obwohl sie ihn eindeutig nicht bewegen können. In diesen Fällen fehlt ihnen nicht die Einsicht, sondern sie sind tatsächlich nicht in der Lage, es zu erkennen. Und ich sehe auch noch einen weiteren Grund: Es ist nicht leicht, eine bösartige Krankheit als Teil seiner selbst anzunehmen und ihre Folgen für die eigene Zukunft zu akzeptieren. Die junge, vitale, unternehmungslustige Lena *wollte* nicht behindert sein, sie wollte ihr Leben nicht nach der Diagnose Schizophrenie richten. Das war nicht unbedingt fehlende Einsicht, sondern eine Entscheidung dafür, die Krankheit nicht zu akzeptieren und damit ein »normales« Selbstbild aufrechtzuerhalten. Es ist für einen jungen Menschen, der das ganze Leben noch vor sich hat, sehr schwer, einzusehen und zu akzeptieren, dass sich viele seiner Pläne und Hoffnungen nicht oder noch nicht verwirklichen lassen. In einer Lebensphase, in der Unordnung, Abenteuer, Aufregungen und spontane Entscheidungen angesagt sind, soll er ein strukturiertes Leben führen, mit wenig Stress, gesundem Essen und möglichst regelmäßiger Bewegung.

---

8 Xavier Amador, *I'm Not Sick, I Don't Need Help:* How to Help Someone with Mental Illness Accept Treatment, Vida Press, 2007

Es ist ein verzweifelter und auch mutiger Kampf um Autonomie, wenn jemand sich der Diagnose »psychisch krank« nicht unterwerfen will. Als Lena nach über zehn Jahren akzeptierte, dass sie krank ist, war das zunächst kein Durchbruch, sondern sie war traurig und resigniert. Sie hatte *eingesehen*, dass sie nie etwas erreichen würde, dass nichts von dem geschehen würde, was sie sich für ihr Leben gewünscht hatte. So sah sie das zu dieser Zeit.

Ich weiß und Lena weiß es inzwischen auch, dass der Kampf gegen die eigene Krankheit dem Genesungsprozess entgegenstehen kann. Aber ich habe gemerkt, dass Lena Krankheit und Einschränkungen eher akzeptieren kann, wenn jemand ihre Gründe für die Ablehnung versteht. Sie hat das Glück, sowohl einen Arzt als auch einen Therapeuten und eine wunderbare Soziotherapeutin zu haben, denen es gelingt, sie zu verstehen und Hilfe anzubieten, die sie akzeptieren kann. Ich halte es nicht für wichtig, Krankheitseinsicht zu fordern. Der amerikanische Psychiater Xavier Amador beschreibt in seinem Buch *I'm Not Sick, I Don't Need Help* (Ich bin nicht krank, ich brauche keine Hilfe) seine Vorgehensweise. Statt auf Krankheitseinsicht zu bestehen, konzentriert er sich in seinen Gesprächen darauf, was der Erkrankte sich vom Leben erhofft, welche Wünsche und Ziele er hat. Es ist kein *Ziel*, sich zu wünschen, dass ein Symptom *weggeht*, das etwas einfach *nicht mehr da ist*. Es ist auch kein *Ziel*, zu lernen, mit der Krankheit umzugehen. Ein *Ziel* wäre es, zu arbeiten, Bilder zu malen, wieder Bücher lesen zu können, eine schöne Wohnung und eine Liebesbeziehung zu haben. Und dafür kann es sich lohnen, zu lernen mit der Krankheit umzugehen, Tabletten zu nehmen oder regelmäßig zur Therapie zu gehen. Dann sind Tabletten oder therapeutische Angebote ein Mittel, um die eigenen Ziele zu erreichen. Wenn man so vorgeht, wird den Patienten Würde und Autonomie zugestanden.

Böse Geister oder »schreckliche Mütter«?

Wie eine schwere dunkle Wolke hängt die Schuldfrage ständig über uns Angehörigen. Vor sechzehn Jahren war ich überrascht, als Lenas Psychiaterin mir sagte, dass ich keine Schuldgefühle haben müsse. Nun ist es schon erheiternd, wenn man dazu aufgefordert wird, ein bestimmtes Gefühl *nicht* zu haben. Es ist so eine Eigenschaft von Gefühlen, dass sie nicht verschwinden, wenn man meint, sie bräuchten nicht da zu sein. Aber ich hatte ohnehin keine. Warum auch hätte ich Schuldgefühle haben sollen?

Jahre später hätte mir dieser gutgemeinte, wenn auch in dieser Situation etwas törichte Rat vielleicht gutgetan, denn inzwischen hatte ich Schuldgefühle. Es bleibt gar nicht aus, dass man sich mit der Schuldfrage auseinandersetzt. Wie kommt es, dass eine so furchtbare Krankheit Müttern angelastet wird, und weshalb akzeptieren wir diese Anschuldigungen insgeheim auch?

Die These, dass »schreckliche Mütter« ihre Kinder in die Schizophrenie treiben, hat eine lange Tradition. Nachdem man nicht mehr glaubte, die Krankheit werde durch böse Geister, schwarze Galle, übermäßiges Onanieren oder auch Satan hervorgerufen, geriet allmählich die Familie und vor allem die Mutter als Verursacherin in den Blick. Jetzt waren es die frühkindlichen Traumata durch falsches Erziehungs- und Beziehungsverhalten von Müttern, die zu Schizophrenie führten. Die These von der schizophrenogenen Mutter, der

Schizophrenie hervorrufenden Mutter, besagt, dass diese ihre Kinder durch Überfürsorglichkeit und dominantes Verhalten in die Verrücktheit treibt. Diese Mutter unterscheidet nicht zwischen eigenen Bedürfnissen und denen des Kindes und behindert damit dessen Identitätsentwicklung. Die Folgen können Ich-Schwäche, Schwierigkeiten mit der Durchsetzung und mit angemessenem Verhalten sein. Oft fällt es solchen Personen schwer, mit Niederlagen oder Kränkungen umzugehen.

Weiterentwickelt wurden die Schuldzuweisungen an Mütter mit der Doppelbindungstheorie. Kinder werden in die Schizophrenie getrieben, weil Mütter widersprüchliche Botschaften aussenden: Wenn eine Mutter ihrem Kind sagt: »Ich liebe dich«, aber gleichzeitig mit distanziertem Gesichtsausdruck den Versuch des Kindes abwehrt, sie zu umarmen, ist das für das Kind verwirrend und kann zu der emotionalen und kognitiven Verwirrung führen, die auch ein Merkmal von Schizophrenie ist. Systemische Ansätze gehen von einer Störung des Familiensystems aus: Eine Person wird »ausgewählt« und *muss* krank sein, damit alle anderen gesund sein können. Dann wurde festgestellt, dass Psychotiker häufig aus High-Expressed-Emotions-Familien stammen. Das sind Familien, in denen Kritik heftig geäußert wird und der Betroffene an seinen Problemen selbst »schuld« sein soll. Statt Wünschen werden Befehle geäußert. High Expressed Emotions wirken sich negativ auf den Heilungsprozess von Schizophreniekranken aus.

Es gibt sie, diese Verhaltensweisen und Erziehungsstile, es gibt strenge Mütter oder solche, die widersprüchliche Botschaften aussenden oder auch ihre Kinder bevormunden. Aber einen wissenschaftlich haltbaren Beweis dafür, dass diese Verhaltensweisen zu Schizophrenie führen, gibt es meiner Kenntnis nach nicht. Interessant ist, dass die »Schuldfrage« auch bei neueren wissenschaftlichen Erkenntnissen immer wieder ihren Platz findet.

Schuldgefühle wurden bei mir oft durch gedankenlose Äußerungen verstärkt. Äußerungen, mit denen Menschen in meiner Umgebung ihre Überzeugung zum Ausdruck bringen, dass mütterliches oder auch elterliches Fehlverhalten psychische Krankheiten hervorrufen, gehören zu den Belastungen, die nicht durch die Krankheit selbst entstehen. Ich weiß schon, was kommt, wenn sich dieser wissende Gesichtsausdruck auf dem Gesicht eines Gesprächspartners ausbreitet. »Aha!«, denkt er dann, daher also.

»Das war aber auch für Lena ganz schwierig, dass ihr euch getrennt habt!«, ist die unmittelbare Reaktion einer Freundin, der ich gerade von Lenas Diagnose berichtet habe.

»Aha!« sehe ich in den Augen meiner Tischnachbarin, der ich erzähle, dass Lena zum Zeitpunkt meiner Scheidung erst acht Jahre alt war. Noch so ein Blick folgt, wenn auch bekannt wird, dass ich während Lenas Jugend immer berufstätig war. Und das »Aha!« sah ich auch im Gesicht von Dr. C., als er bei Lenas erstem Krankenhausaufenthalt mit diagnostischem Scharfblick feststellte, dass sie und ich eine symbiotische Beziehung haben. Manchmal dient auch meine Persönlichkeit als Erklärung für Lenas Krankheit. »Sie sind aber auch eine dominante Frau«, findet ein Kollege, als ich ihm erkläre, dass meine verquollenen Augen auf die Diagnose Schizophrenie bei meiner Tochter zurückzuführen seien. Auch nicht direkt auf mich bezogene Aussagen können mein Schuldgefühl nähren. »Die Scheidung damals war aber auch wirklich schwierig für den Jungen, die Eltern haben sich unmöglich verhalten.« »Die Mutter war immer schon etwas hysterisch, das wundert mich gar nicht!« »Ich habe dem Vater damals schon gesagt, dass …« Gekrönt werden Aufzählungen von elterlichen Verfehlungen immer mit einem »Ich bin überzeugt davon, dass …«

Für mich bleibt es erstaunlich, wie sicher sich Laien über die Ursachen von Schizophrenie oder anderen psychischen Störungen zu sein scheinen, obwohl die Wissenschaft immer noch intensiv dabei ist, die exakten Ursachen herauszufinden. Ich bestreite nicht, dass Stress oder Schwierigkeiten im Mutter-Kind-Verhältnis bei vulnerablen, also verletzlichen Kindern Schaden anrichten können. Aber es tut mir weh, wenn Menschen so gedankenlos einen kausalen Zusammenhang zwischen elterlichem Verhalten und schweren psychischen Erkrankungen herstellen.

Es ist legitim, jemanden nicht zu mögen, ebenso wie man zu Recht ein bestimmtes Verhalten von Eltern nicht in Ordnung finden kann. Nur die kühne Annahme, dass unsympathische oder sich falsch verhaltende Eltern die Macht haben, Schizophrenie hervorzurufen, bleibt für mich erstaunlich.

Viele Laien wissen nicht nur genau über die Ursachen Bescheid, sondern sie wissen auch, wie wir uns unseren kranken Kindern gegenüber verhalten sollen. Es gibt gutgemeinte Ratschläge, die das Gegenteil von dem erreichen, was sie möglicherweise beabsichtigt haben. »Das kannst du dir doch nicht gefallen lassen!« »Lena ist wirklich total verzogen!« »Denk doch an dich, sie nutzt dich aus!« Bei solchen Sätzen zieht sich mir der Magen zusammen.

Ich darf Lena kritisieren, über sie schimpfen, sie weit weg wünschen. Aber ich kann es nicht ertragen, wenn schlecht über sie gesprochen wird. Außerdem schwingt bei diesen Aussprüchen immer die Vorstellung mit, dass Lena »ungezogen« oder rücksichtslos sei. Dass sie mit konsequentem Verhalten schon lernen werde, sich vernünftig zu verhalten. Aber Lena ist krank, nicht »ungezogen«, wenn sie sich in dieser Weise verhält. Sie kann in dem Moment nicht anders. Menschen, die mir geholfen haben, haben mich darin bestärkt, auch mal nicht ans Telefon zu gehen. Mir eine freie Woche zu gönnen. Trotz Lenas Krankheit eine Reise zu unternehmen, gut essen zu gehen, Lenas Geldforderungen nicht nachzugeben. Kein schlechtes Gewissen zu haben, wenn ich etwas für mich tue. Sie haben das getan, ohne gleichzeitig Lena zu kritisieren.

Bitte sprecht nicht schlecht über Lena, auch wenn ich es tue.

Es ist nicht mehr politisch korrekt, von mütterlicher Schuld zu sprechen, aber mit einem geschickten Trick bleibt die »Schuld« doch bei den Eltern. Auch beim aktuellen multifaktoriellen Ansatz als Ursache für Schizophrenie spielt die Umwelt, und damit auch die Mutter, eine wichtige Rolle. Kaum jemand behauptet heute noch ernsthaft, dass Mütter Schizophrenie hervorrufen, aber losgelöst vom wissenschaftlichen Forschungsstand lebt die schizophrenogene Mutter im Gedankengut von Fachleuten und Laien weiter. 2012 (!) erklärt ein Hochschullehrer und Psychologe bei der Woche der seelischen Gesundheit, dass die These der schizophrenogenen Mutter leider häufig missverstanden worden sei. Auch der multifaktorielle Ansatz gehe doch davon aus, dass der frühkindlichen Umwelt eine große Bedeutung beikäme. Und das sei doch nun einmal die Mutter ... Das Publikum nickt wissend, wir anwesenden Mütter blicken schuldbewusst zu Boden.

Und weil unser Beitrag an der Krankheitsentstehung so groß ist, ist auch der von uns geforderte Beitrag zur Gesundung riesengroß. Es gibt vieles, was wir nicht dürfen, gleichzeitig aber vieles, was wir müssen. »Menschen mit psychischen Erkrankungen brauchen eine besonders liebevolle Umwelt, Sie müssen immer für die Kranken da sein«, wird uns von Psychiatern gesagt. »Sie müssen konsequent sein und nicht immer den Bedürfnissen Ihrer Tochter nachgeben. Gehen Sie nicht ans Telefon und geben Sie ihr kein Geld. Sie muss lernen ...«, kommt von anderer Stelle. »Sie dürfen nicht so viel Kritik äußern, denn das behindert den Heilungsprozess«, habe ich auch gehört. Bei uns liegt eine immense Verantwortung. Und wir stellen uns ihr. Wir tun das alles. Wir passen auf, wir bemühen uns, konsequent zu sein, wir versuchen, gleichbleibend liebevoll zu sein und nicht zu kritisch. Aber auch nicht überbehütend oder gar permissiv. Wir versuchen, allen diesen widersprüchlichen Anforderungen gerecht zu werden. Wir versuchen das alles täglich bis hin zur Selbstaufgabe, zum finanziellen Ruin und zur eigenen Erkrankung. Aber auch das dürfen wir eigentlich nicht zulassen, denn eine kranke, schwache Mutter ist keine stabile Umwelt für ein an Ich-Schwäche leidendes Kind.

Und weil das alles kaum auszuhalten ist, wehren wir uns gegen diese Schuldzuschreibungen. Wir wollen nicht schuld sein, das können wir nicht aushalten. Mit ironischem Gesicht belächeln wir die antiquierte These von der schizophrenogenen Mutter, wir wissen genug, um sie entkräften zu können. Wir entlarven Aussagen von Politikern oder Ärzten, in denen wieder die »schreckliche Mutter« durchscheint.

Aber tief in mir nagt dennoch immer der Zweifel, ob ich nicht doch schuld bin an Lenas Krankheit. Ich frage mich, ob es richtig war, dass ich mich habe scheiden lassen oder dass ich immer berufstätig war. Immer wieder fallen mir Situationen ein, in denen ich sie falsch behandelt habe, in denen ich nicht rücksichtsvoll oder konsequent genug war. Man muss mir gar nicht sagen, dass ich »Schuld« habe, ich denke ohnehin ständig darüber nach. Aber diese permanente Erinnerung an meine »Schuld« ist nicht nur für meinen Psychohaushalt nicht gut. Weil ich die Schuld abwehren musste, kam ich lange nicht dazu, ruhig und rational darüber nachzudenken, welche meiner Verhaltensweisen tatsächlich nicht gut für Lena waren oder sind.

Ich kann lernen, vernünftiger, liebevoller, humorvoller oder konsequenter mit meinem Kind umzugehen. Wir Mütter und Väter können lernen und wollen das auch. Aber es sollte unterschieden werden zwischen schwierigen Verhaltensweisen von uns Müttern und den Ursachen der Schizophrenie. Als ich kurz nach Lenas Diagnose ein Seminar des amerikanischen Psychiaters Frank Farrelly (Provokative Therapie) besuchte, tröstete er mich durch seine Reaktion »Oh, the rotten mother hypothesis (die ›Schreckliche-Mutter-Hypothese‹). Keine Ahnung, ob Sie eine schreckliche Mutter sind. Vielleicht sind Sie schrecklich, aber selbst wenn, hat das mit der Krankheit Ihrer Tochter überhaupt nichts zu tun!« Diese nüchterne Betrachtung hat mir gutgetan. Wir sind nicht schuld, aber auch wenn wir nicht schuld sind, können wir »schreckliche« Mütter sein. Vielleicht haben wir uns nicht immer richtig verhalten oder tun es bis heute nicht, aber wir sind nicht die Ursache für Schizophrenie. Leider sind die Frank Farrellys unter den Psychiatern selten.

Grenzen übertreten

In den Medien oder auch der Literatur sind es vor allem die besonders aufregenden »Verrücktheits«-Symptome der Schizophrenie, die als belastend für Angehörige und Umwelt dargestellt werden. Sie sind verstörend und belastend. Aber in vielen Fällen halten diese Symptome nicht über lange Zeit an, man lernt, damit umzugehen. Für mich waren es die krankheitsbedingten Verhaltensänderungen, die mir das Leben zeitweise unerträglich gemacht haben.

Psychisch Kranke halten sich nicht an Regeln, sie übertreten Grenzen, sie enttäuschen Erwartungen, die wir alle an ein einigermaßen konfliktfreies menschliches Miteinander haben. Manchmal enttäuschen sie Erwartungen, von denen wir nicht einmal wussten, dass wir sie hatten. Viele Dinge im Alltag sind selbstverständlich für uns. Man nimmt Rücksicht aufeinander, spielt keine laute Rockmusik um Mitternacht, wenn man in einer Dreizimmerwohnung wohnt, die kleinen Geschwister schlafen und die Eltern morgens früh aufstehen müssen. Ein psychisch Kranker kann sich morgens für drei Stunden im Badezimmer einschließen und damit den Tagesablauf für alle anderen Familienmitglieder empfindlich stören. Das ist nicht banal, wir sind darauf angewiesen, uns in geordneten Bahnen umeinander zu bewegen. Psychose sei ein Zustand absoluter Selbstbezogenheit, schreibt Siri Hustvedt in ihrem Buch *Ein Sommer ohne Männer*. Nichts dringt durch, es wird keine Rücksicht genommen, andere Menschen werden allenfalls als Störfaktoren betrachtet. Lena hat mich mit ihren Bemerkungen oft sehr verletzt. Aber in ihrer Aufgeregtheit konnte sie meine Gefühle nicht berücksichtigen. Ich war für sie nur ein Hindernis auf dem Weg zu etwas, was sie in dem Moment unbedingt wollte. Für sie gab es dann nur »Zigaretten« oder »Essen« oder »Geld«. Wenn ich diesem Ziel im Weg war, schrie sie oder knallte die Türen. Und ganz schwer war die absolute Unberechenbarkeit ihres Verhaltens, die bei mir zu permanenter Vorsicht ihr gegenüber führte. Es war unendlich anstrengend, jedes Wort, die Tonlage, Blicke und Gesten darauf abzustimmen, dass Lena nicht wütend wird oder ihre Laune sich verdüstert.

Vollkornnudeln und goldener Lidschatten

Außenstehende können sich kaum vorstellen, wie viel Kraft es mich kostet, mit meiner Tochter immer extrem vorsichtig, ja werbend umzugehen. Wir sollen versuchen, Aufregung von unseren Kindern fernzuhalten. Unsere Gefühlsregungen sollen nicht zu intensiv sein, weder die positiven noch die negativen. Gleichbleibend zugewandt und verständnisvoll sollen wir sein. Nein, würden jetzt wieder andere Fachleute sagen, so ist das auch nicht gemeint. Seien Sie klar mit Lena, sagen Sie ruhig und sachlich, was Sie stört und was Sie sich stattdessen wünschen. Leicht gesagt. Ich glaube, dass es einen großen Unterschied gibt zwischen beobachtetem Leiden und teilnehmendem Leiden. Natürlich beobachten die Ärzte das Leiden der Kranken, und oft verstehen sie es auch. Aber mir gelingt es bis heute nicht immer, *nicht* mitzuleiden, wenn ich sehe, dass es Lena schlechtgeht. Dieser Mangel an Distanz ist für uns beide nicht gut. Ich wäre die Erste, die sich für einen Kurs anmeldet, in dem mir beigebracht würde, wie ich mich auf gesunde Weise distanzieren könnte. Aber außer der ungeduldigen Forderung, mich doch endlich von Lena zu lösen, habe ich bislang noch keinen Rat von einem Fachmann gehört. Es gelingt mir zwar inzwischen besser, Lena gegenüber klarer aufzutreten, aber immer noch habe ich oft die Tendenz, sie wie ein rohes Ei zu behandeln. Ich weiß, dass ich das nicht sollte. Lena braucht Klarheit, auch über meine Gefühlsregungen.

»Schizophrene kann man nicht belügen«, hat meine Therapeutin gesagt. Sie hat recht. Es ist verwirrend für Lena, wenn ich mich bemühe, meine Stimmung zu überspielen oder einfach zu schweigen. Das ist auch in der Kommunikation mit gesunden Menschen keine erfolgversprechende Methode. Aber für Menschen, die darum ringen, Klarheit in ihre innere Verwirrung zu bringen, ist es besonders abträglich. »Ich hasse es, wenn du einfach nichts mehr sagst, Mami. Sag mir doch, wenn dich etwas stört. Auch wenn ich dich anbrülle. Damit musst du dann eben auch leben.«

Lena hat recht. Aber ich kann nicht immer so sein, wie ich sein sollte. Je älter ich werde, desto weniger kann auch ich ständige Aufregung ertragen. Lenas krankheitsbedingte emotionale Unberechenbarkeit und ihre Gefühlsschwankungen waren lange Jahre kaum auszuhalten und haben mir viel Kraft geraubt. Für mich ist es extrem schwer, die Anforderungen an ein »richtiges« Verhalten gegenüber psychisch Kranken mit meinem Bedürfnis nach Harmonie, Freundlichkeit und Ruhe zusammenzubringen.

Manchmal nimmt die Mischung aus unkorrigierbaren Überzeugungen und Gefühlsschwankungen aber auch komische Züge an. Ein Beispiel aus dem Alltag: Ich lese friedlich auf meiner Terrasse. Die Stunden, die ich dort in der Sonne liegend mit einem Buch verbringe, sind für mich die schönen Momente im Leben. Aber mein heutiges Glück hat wohl schon zu lange angehalten, denn es klingelt. Es klingelt einmal, zweimal, dreimal ... es hört nicht auf. Ich weiß, wer das ist. Nur Lena klingelt so. Ihre Aufgebrachtheit kann sie selbst beim Klingeln zum Ausdruck bringen. Seufzend lege ich mein Buch zur Seite und rufe mich emotional zur Ordnung. »Hallo, Schätzchen, wie geht's?«

»Ich bringe dir den Rechner, den wolltest du doch unbedingt. Und weil ich ja kein Geld mehr auf meiner Karte hatte, konnte ich dich nicht anrufen.« Ein vorwurfsvoller Blick in meine Richtung. »Es ist ja nicht leicht, wenn man nicht genug Geld hat, um sich Karten zu kaufen und zu telefonieren.« Sie knallt den Rechner unsanft auf meinen Tisch. Und nun fordernd und mit strengem Ton: »Hast du was zu essen für mich? Ich habe nichts mehr. Kann ich etwas mitnehmen?« Der Ton wird lauter. Ich seufze innerlich. Ich soll doch konsequent bleiben, sie muss lernen, mit ihrem Geld umzugehen. »Nein, ich habe nichts, was du mitnehmen könntest«, sage ich tapfer. Lena wird noch lauter. »Sei froh, dass du dir immer etwas kaufen kannst, Janine, wenn du Hunger hast. Es ist nämlich nicht leicht, ohne Geld genug zu essen zu haben. Und ich habe jetzt nachts immer so Fressattacken, da esse ich immer sofort alles auf, was ich montags kaufe.« Wenn sie mich Janine nennt, ist das immer ein schlechtes Zeichen. »Du hast doch 100 € die Woche für Essen, das muss doch reichen, Lena. Darüber haben wir doch schon oft gesprochen. Möchtest du einen Espresso und willst du eine Zigarette auf der Terrasse rauchen?« Seit einer Lungenentzündung kann ich Rauch in der Wohnung nicht mehr ertragen. »Also vergiss es, behalt dein Zeug, es ist ja egal, ob ich Hunger habe.« Lenas Stimme ist inzwischen im ganzen Haus zu hören. »Hauptsache, du hast genug zu essen. Nein, ich will keinen Espresso, ich will auch nicht auf den Balkon. Behalt dein Zeug für dich. Hauptsache, es geht dir gut. Ich geh wieder.« Sie macht sich wütend in Richtung Tür auf. Natürlich gebe ich klein bei. »Ich kann dir ein paar Nudeln geben und etwas Tomatenmark, ich schau mal nach.«

»Ich nehme alles, ich habe ja keine Wahl, weil ich nie genug Geld habe, um mir etwas zu essen zu kaufen.« Sie folgt mir in die Küche. »Welche Nudeln willst du denn? Hier sind Thai-Nudeln, aber auch Penne oder Spaghetti … Und hier sind zwei Dosen Pizzatomaten und Tomatenmark …«

»Nein, die bloß nicht«, sie schiebt wütend die Nudeln weg, die ich auf der Herdplatte ausgebreitet habe. »Das sind Vollkornnudeln, die sind widerlich, die esse ich nicht.«

»Das sind doch keine Vollkornnudeln, sieh mal …«

»Doch, hier, steht doch Bio drauf …« Ihr Blick wird aggressiver und die Stimme noch lauter.

»Ja, es steht Bio drauf, aber es sind keine Vollkornnudeln …«

»Natürlich sind es Vollkornnudeln, erzähl mir doch nichts. Na gut, dann nehme ich eben die … und die … und die … Dann muss ich das Zeug eben trocken runterwürgen, aber ich habe eben kein Geld, um mir was zu essen zu kaufen … Das ist nicht leicht, wenn man immer Hunger hat …, also Fressattacken.«

»Aber du musst es doch nicht trocken essen, hier ist doch etwas für die Sauce …« Ich hole tief Luft und frage sie, ob sie eine Tüte möchte. »Ja, gib schon her.« Ich packe alles ein und stelle die Tüte neben die Eingangstür. »Ich wollte dich morgen zum Essen einladen«, sage ich betont heiter. »Spaghetti mit diesen schönen Garnelen, die du so gerne isst. Was meinst du?«

»Nein, Janine«, Lenas Stimme schwillt noch weiter an. »Also wirklich nicht. Wenn man die ganze Woche nur Nudeln hat, dann will man nicht auch noch am Wochenende so was essen müssen. Behalt mal deine Garnelen für dich. Ich geh jetzt. Weißt du, es ist wirklich nicht einfach, wenn man nie etwas zu essen hat, weil man kein Geld hat.« Man sollte nicht denken, dass ihre Stimme noch lauter werden könnte. »Gut für dich, Janine, dass du dieses Gefühl nicht kennst, sondern dass du dir immer etwas zu essen kaufen kannst. Mach dir einen schönen Abend.« Sie stampft wütend zur Tür und knallt sie hinter sich zu. Die Tüte hat sie stehenlassen. Ich laufe hinter ihr her. Sie reißt mir die Tüte aus der Hand und wirft mir einen bösen Blick zu.

Zwei Tage später das gleiche Szenario. Ich liege auf der Terrasse und schwanke gerade zwischen der Fortsetzung meiner Lektüre und dem Einpflanzen einer englischen Rose. Sie hat gefüllte weiße Blüten mit rosa Spitzen. In der Gärtnerei habe ich lange überlegt, ob ich die rosa »Brother Cadfael« oder doch lieber die dunkelrote »William Shakespeare« nehmen soll. Es ist so schön, sich mit solchen Fragen beschäftigen zu können. Allein im Gartencenter zwischen Pflanzen hin und her zu gehen, sich mit dem Gärtner über die Vorteile eines trockenen oder stickstoffhaltigen Bodens zu unterhalten – in diesen Momenten bin ich glücklich. Niemand schreit, jeder ist freundlich. Seitdem ich »Angehörige« bin, beschäftige ich mich gern mit einfachen, lösbaren Problemen. Bei »Brother

Cadfael« oder »William Shakespeare« kann ich das »Angehörige-Sein« ein paar Stunden vergessen.

Es klingelt an der Tür. Wieder weiß ich sofort, dass es Lena ist. Sie wartet nicht gerne. Ich wappne mich innerlich gegen das zu erwartende Geschrei und die Forderungen und öffne die Tür. Eine hübsch angezogene Lena steht vor der Tür und strahlt. »Guck mal, ich habe mich extra geschminkt für dich, wie sieht das aus? Ich nehme jetzt diesen goldenen Lidschatten, wie findest du das? Ich wollte ein bisschen quatschen mit dir.« Sie sieht hübsch aus, guckt zufrieden und ist freundlich. Man kann sich nie darauf verlassen, dass eine bestimmte Stimmung andauert, aber manchmal ist sie dann eben auch überraschend viel besser als erwartet. Heute kann ich mich entspannen und werde liebevoll zur Begrüßung geküsst. »Soll ich dir einen Espresso machen?«, fragt Lena. Es ist ungewöhnlich, dass sie etwas für mich tun will. »Den indischen, den du so gerne trinkst? Darf ich auch einen haben? Setz dich schon draußen hin, ich komme gleich.« Sie bringt die roten Espressotässchen auf die Terrasse. »Möchtest du ein bisschen Milch? Und übrigens, Mama, ich war vorgestern ein bisschen blöd, das tut mir leid.« Ich freue mich. Vorsichtig. Ich kann nie sicher sein, ob die Stimmung nicht doch noch umschlägt. Aber heute haben wir einen schönen Nachmittag.

Na, das ist doch mal ein klares Wort ...

Psychisch Kranke verletzen ständig Grenzen, und das erfordert von uns Angehörigen, sie freundlich, aber bestimmt wieder auf ihre Seite der Grenze zu schieben. Ich selbst bin ein Mensch, der nur sehr schwer Grenzen setzen kann. Ich musste es im Umgang mit Lena lernen und mir hart erarbeiten. Und vermutlich bin ich noch immer nicht wirklich gut darin. Aber ein Schlüsselerlebnis hat mich bestärkt, es weiter zu trainieren: Lena und ich sitzen an einem schönen Sommernachmittag auf der Terrasse unserer Lieblingspizzeria. Lena mit ihren dunklen Locken und dem strahlenden Lächeln bekommt hier immer besonders schnell und freundlich das gewünschte Gericht. Sie erkundigt sich sofort nach der Mathearbeit des Kellnersohns. Alles gut gelaufen, strahlt der Kellner. Woher weiß Lena so etwas? Aber so ist sie, trotz Krankheit. Ihr erzählen alle Menschen gerne etwas von sich, und sie geht mit Interesse und Freundlichkeit auf jeden Menschen zu. Das könnte bei einer lang anhaltenden psychischen Krankheit auch ganz anders sein. Als Lenas Mutter wird mir zu meiner Pasta immer ein besonders gutes Glas empfohlen. Die Nudeln schmecken gut, die Sonne scheint, alles ist schön. Plötzlich fällt Lena die Gabel hinunter. Es ist ihr peinlich, sie schimpft, bückt sich, stößt mit dem Kopf an den Tisch, flucht. Ich versuche zu helfen, sie schreit mich an. Inzwischen gucken alle. Der Kellner eilt mit einer neuen Gabel herbei. Alles könnte wieder gut sein. Aber nun hat sich irgendwo tief in Lena eine Schleuse geöffnet.

»Das kann doch mal passieren«, schreit sie mich an. »Das könnte dir doch auch passieren, das ist schließlich nicht so schlimm, wenn mal die Gabel runterfällt. Immer meckerst du mich an ...« Bis zu diesem Zeitpunkt habe ich kein einziges Wort von mir gegeben. Ich bestätige, dass es wirklich nicht so schlimm sei. Aber es ist zu spät. Eine Wortflut bricht aus ihr heraus über die Widerlichkeit der Betreuerin, die eine alte ... sei und immer nur betrügt und die überhaupt nur die Macht über sie erlangt hätte, weil ich bei der Gutachterin einfach losgeheult hätte, nur damit die ein falsches

Gutachten schreibt …, das sei ätzend, und ich hätte sie entmündigen lassen, und diese widerliche … würde immer … und nie … Ihre Stimme wird immer lauter. Sie holt tief Luft. Ich weiß, es wird nicht aufhören. Die anderen Gäste schauen irritiert zu uns herüber. Der Kellner wirkt beunruhigt. Ich werde dunkelrot. Noch vor kurzem wäre ich nun in Tränen ausgebrochen, hätte versucht, Lena zu beschwichtigen oder mit ihr zu argumentieren. Jetzt packt mich plötzlich eine unbändige Wut. Ich habe genug. Ich muss mich nicht so anbrüllen lassen. Auch nicht von meiner Tochter. Ich greife meine Tasche, hole aus meinem Portemonnaie zwanzig Euro, lege sie auf den Tisch und sage ruhig zu Lena »Ich möchte nicht, dass du noch ein einziges Mal so in meiner Gegenwart über die Betreuerin oder einen anderen Menschen redest. Ich will auch solche Ausdrücke nicht mehr hören. Und ich will nie wieder angeschrien werden. Wenn das noch ein einziges Mal passiert, stehe ich sofort auf und gehe. Hier sind zwanzig Euro, du kannst dann bezahlen.« Und was passiert? Lena lehnt sich entspannt in ihren Gartenstuhl zurück, zieht tief an ihrer Zigarette und sagt lächelnd: »Na, das war ja mal ein klares Wort, da weiß man, woran man ist. Bleib doch, Mami, es ist gerade so schön.« Ich hätte sie umbringen können.

2011 | Diesmal
ist es die Feuerwehr

Schon der erste Anruf der neuen Hausverwaltung hat mich und Lena stark beunruhigt. Meine Odyssee durch die Sozialpsychiatrie ist ergebnislos geblieben, dennoch glaube ich, dass eine Krise abgewendet ist. Den Sommer über wirkt Lena fröhlich, trifft sich mit Freunden, kocht für mich. Ich bin entlastet und voller Hoffnung. Ein erneuter Anruf der Hausverwaltung im Dezember macht diese Hoffnung zunichte. Ich fahre sofort zu Lena und sehe, dass die Krankheit sich fünf Monate nach dem Umzug wieder in ihr ausgebreitet hat. Ich bin erschrocken, als ich sehe, dass sie sich ihr schönes Haar abgeschnitten hat. Es steht in schiefen Bündeln vom Kopf ab, an manchen Stellen ist es bis auf die Kopfhaut abgesäbelt. »Mami, ich habe jetzt wieder diese Aggressionsattacken, dann schmeiße ich alles durch die Wohnung. Und ich kann nicht schlafen, ich bin die ganze Nacht wach. Ich musste mir die Haare abschneiden, weil alles verfilzt war, ich konnte nicht mehr durchbürsten.« Die hellgrünen Wände der neuen Wohnung sind bis zur Decke mit Kaffeeflecken bespritzt. Der Boden ist mit einer Schicht von Papier, zerbrochenen CDs und überquellenden Aschenbechern bedeckt.

Lena hat Schnitte an den Füßen, weil sie auf die zersplitterten CDs getreten ist. Es geht ihr wieder sehr schlecht, aber sie versteht noch, dass die Beschwerden der Nachbarn erneut zu einer schriftlichen Abmahnung der Hausverwaltung geführt haben. Ihr droht die zweite fristlose Kündigung innerhalb eines Jahres. Sie hat Angst. Was sie jetzt braucht, ist ein ruhiger Ort, wo ihr der Alltag abgenommen wird. Wo sie nachts, wenn sie nicht schlafen kann, aufstehen und sich einen Tee kochen kann. Oder wo sie Musik hören oder einen Film im Fernsehen sehen kann. Wo sie rauchen oder hin und her laufen kann. An dem sie einen Menschen findet, mit dem sie reden kann. Und einen Ort, den sie auf eigenen Wunsch auch wieder verlassen kann. Das alles ist in einem psychiatrischen Krankenhaus nicht möglich. Und so sitzt Lena voller Angst verzweifelt, hilflos und wütend in ihrem Chaos.

Mutig schreibe ich eine Mail an Lenas Arzt und rufe die Betreuerin an, ich kann Lena nicht ihrem Schicksal überlassen. Zwei Tage später informiert mich die Betreuerin, dass sie am nächsten Tag mit der Feuerwehr zu Lena in die Wohnung kommen und sie ins Krankenhaus bringen wird. Ich sollte froh darüber sein, aber im ersten Moment ergreift mich Panik. Wieder Geschrei, Handschellen, glotzende Hausbewohner, Lenas Scham und Angst. Ich weiß, dass sie ins Krankenhaus muss. Ich bin sicher, dass sie wieder die Tabletten abgesetzt hat, und bin froh und dankbar, dass die Betreuerin mich informiert, so gut haben es nicht alle Angehörigen. Es gibt Betreuerinnen, die wie Ärzte und Therapeuten aus Prinzip nicht mit Angehörigen sprechen. Mir wurde erzählt, dass ein Elternpaar erst durch einen Brief des Gerichts erfuhr, dass ihr psychisch schwerkranker Sohn seinem Leben mit einem Fenstersturz ein Ende gesetzt hatte. Der Betreuer hatte die Eltern nicht informiert, denn dazu war er nicht verpflichtet. Aber er hatte dem Gericht ordnungsgemäß die Beendigung der gesetzlichen Betreuung durch Tod gemeldet.

Glücklicherweise hat Lena nichts dagegen, dass ihre Betreuerin mit mir spricht. Andere Angehörige beneiden mich darum. Und jetzt beruhigt die Betreuerin mich sogar. Die Feuerwehr sei viel freundlicher als die Polizei, sie habe gute Erfahrungen mit Feuerwehrleuten gemacht. Und sie sei der Meinung, dass Lena im Moment zwar krank, aber nicht hochgradig psychotisch sei, so dass sie nach anfänglichem Erschrecken vermutlich friedlich mitkommen werde. Es ist besser so, sage ich mir, nachdem ich den Hörer aufgelegt habe. Es muss sein. Es ist gut für Lena, es gibt keine andere Möglichkeit. Aber dennoch krampft sich mein Magen zusammen. Am Abend bin ich bei Freunden eingeladen, damit ich nicht alleine zu Hause sitze und grüble. Es ist ein schöner Abend, das Essen ist wunderbar, die Gäste sind interessant, und wir lachen viel. Aber trotz der angenehmen Atmosphäre muss ich ständig an Lena denken. Sie weiß nicht, was ihr bevorsteht, und ich sitze hier in einer wunderschönen Wohnung an einem üppig gedeckten Tisch und sehe Lena vor mir, wie sie voller Angst inmitten der Spuren ihrer Verwirrung sitzt und weint. Ich komme mir vor wie eine Verräterin. Sollte ich sie nicht vorbereiten? Aber dann würde sie vielleicht weglaufen oder etwas anderes für sie Schädliches unternehmen. In dieser Nacht kann ich kaum schlafen.

Am nächsten Morgen warte ich voller Anspannung auf einen Anruf. Mittags meldet sich Lena und erzählt mit sedierter

Stimme, dass sie im Krankenhaus sei, und ob ich ihre Sachen vorbeibringen könne. Als ich nachmittags ins Krankenhaus komme, empfängt mich eine extrem schläfrige Lena. Ihre Sprache ist schleppend, sie bewegt sich vorsichtig, ist müde. Sie hat starke Tabletten bekommen, damit sich ihr Zustand nicht noch weiter verschlechtert. Sie freut sich, mich zu sehen, legt sich aber gleich wieder ins Bett.

Zwei Tage später besuche ich sie wieder und finde eine vollkommen verwandelte Lena vor. Sie begrüßt mich fröhlich, spricht erwachsen und reflektiert mit mir über ihre Einlieferung. »Als ich zu dem Arzt in der Notaufnahme kam, hat er mich gefragt, ob ich auch freiwillig dort bleiben würde. Er sei nicht der Meinung, dass ich zwangsweise auf der geschlossenen Abteilung bleiben müsse, wie es die Betreuerin gemeinsam mit dem Psychiater angeordnet hatte. Und ich habe dann eingewilligt, deshalb bin ich hier auf der offenen Station, Mami.« Ich glaube, dass es ein großer Segen war, dass dieser Arzt so achtsam und respektvoll mit Lena umgegangen ist. Sie war nicht freiwillig in der Klinik, aber er hat sie wie einen erwachsenen und mündigen Menschen behandelt. Später berichtet die Ärztin, dass ihnen diese Entscheidung nicht leichtgefallen sei, dass es ihnen aber wichtig war, Lena wenigstens ein wenig in die Behandlung mit einzubeziehen. Es ist das erste Mal, dass Lena so etwas in einem Krankenhaus erlebt, und es ist eine gute Erfahrung.

Ich freue mich darüber, dass es Lena schon nach drei Tagen so viel bessergeht, bin aber gleichzeitig beunruhigt darüber, wie stark ihre Medikamente sein müssen, um aus einer kranken, aggressiven, nervösen und unkonzentrierten Lena innerhalb so kurzer Zeit wieder eine »normale« junge Frau zu machen.

Aber dennoch sollte ich froh sein, dass es diese Medikamente gibt. Die anschließenden Tage im Krankenhaus verlaufen für Lena wie immer: langweilig.

Sieben Tage später berichtet Lena glücklich, dass sie in der darauffolgenden Woche entlassen werden soll, was von ihrer Ärztin in einem gemeinsamen Gespräch bestätigt wird. Die Ärztinnen hier machen einen angenehmen Eindruck, mir gefällt der respektvolle Ton, in dem sie mit Lena und mir sprechen. Lena sieht sehr zufrieden aus. Ich bin es nicht, denn ich denke an die Hausverwaltung und die drohende Kündigung. Ich sehe noch die bösen Gesichter der Nachbarn vor mir, als ich mit Lena zwei Wochen zuvor aus ihrer Wohnung kam und wir uns vor dem Fahrstuhl trafen. Ich weiß, was verärgerte Nachbarn bewirken können. Und noch ist auch das Chaos in Lenas Wohnung nicht beseitigt. Ich möchte, dass Lena etwas stabiler ist, bevor sie wieder in ihre alte Umgebung kommt. Ich nehme allen Mut zusammen und rede über meine Befürchtungen. Ich erzähle, dass eine zweite fristlose Wohnungskündigung droht. Ich erwähne auch, dass ich nach sechzehn Jahren nicht mehr in der Lage bin, noch einmal eine Wohnung für Lena zu suchen, einen Umzug zu organisieren und zu bezahlen. Die sichtlich überraschte Ärztin schaut zu Lena, die meine Aussagen verlegen bestätigt. Sie wirft mir einen vorwurfsvollen Blick zu.

»Ich hatte den Eindruck, dass du mich vor den Ärztinnen bloßstellen wolltest«, erklärt Lena mir später. Erstaunt frage ich sie, ob sie wirklich glaubt, dass ich ein Mensch sei, der andere bloßstellen wolle. Meine Sorge habe ausschließlich ihrer Wohnungssituation gegolten. Wir reden eine Weile darüber, und Lena versteht meine Befürchtungen. Aber nach all den Jahren habe ich etwas gelernt: Selbst ohne Lenas Verständnis oder ihre Einwilligung würde ich heute wieder genauso vorgehen. Alle Angehörigen von psychisch Kranken machen diese Erfahrung: Manchmal müssen wir Dinge tun, für die uns unsere Kinder hassen.

Die Ärztin wirft ihrer Kollegin einen Blick zu. Sie würden alles noch einmal gemeinsam besprechen. Das Gespräch endet erheiternd für mich und Lena. Die Ärztin erkundigt sich, ob Lena noch irgendwelche Wünsche oder Anmerkungen hat. Lena erklärt, sie sei etwas enttäuscht, weil im Patientenprogramm Aquafitness angekündigt, das Schwimmbad aber geschlossen sei. Und dabei solle sie doch Sport machen, auch um abzunehmen. Die Ärztin weist sie freundlich darauf hin, dass es in einem Bereich der Station mehrere Ergometer gäbe, ob Lena vielleicht Lust hätte, diese Geräte zu benutzen. »Ja, gerne«, sagt Lena. »Ich dachte nur, das dürfte ich nicht, weil die hinter dieser Tür sind ...«

»Aber ja, die sind doch extra für die Patienten da«, sagt die Oberärztin. »Fragen Sie einfach die Schwestern nach dem Schlüssel. Die Tür ist nur verschlossen, damit keine Unbefugten wie z. B. ...« Kurz sucht sie nach Beispielen für Unbefugte, die in psychiatrischen Kliniken Ergometer benutzen wollen. »Also damit nicht einfach Angehörige dorthin gehen und sie benutzen.« Lena und ich vermeiden es, uns anzusehen und loszulachen. Das verstehen wir natürlich. Angehörige müssen daran gehindert werden, auf den Stationen ihrer psychotischen Kinder auf dem Ergometer zu trainieren. Es ist schön, dass diese unfreiwillige Komik entsteht und Lena und ich zusammen lachen können.

Am Ende wird entschieden, dass Lena zwei weitere Wochen in der Klinik bleibt, aber noch vor Weihnachten wieder nach Hause kann. Ich bin froh, dass ich auf diese Weise Gelegenheit habe, Lenas Wohnung aufzuräumen, und dass sie in eine freundliche Umgebung zurückkommen kann. Sie soll nicht gleich mit den Auswirkungen ihrer Krankheit konfrontiert werden.

Stille Post ...

Drei Monate später zeigt Lena mir den Arztbericht, und ich bin überrascht. Der dort beschriebene Verlauf von Lenas Krankheit entspricht in vielem nicht den Tatsachen. Einige Jahreszahlen sind nicht korrekt, und ganz zu Beginn von Lenas Krankheit soll eine von Lenas Schwestern den Ärzten erzählt haben, dass sie bereits in der frühen Kindheit an solchen Krankheitsepisoden gelitten habe. Keine von Lenas Schwestern hat je mit einem ihrer Ärzte gesprochen. Und Lena hatte vor ihrem 17. Lebensjahr nie eine solche Episode. Ich frage mich, in welchen Unterlagen der Arzt diese Angaben gefunden hat. Durch wie viele Akten und Gespräche mag Lenas Krankengeschichte inzwischen gegangen sein? Ich lese weiter. Lenas Vater sei ein Maniker gewesen, und ihre Mutter leide an einer unipolaren Depression. Das soll Lena beim Aufnahmegespräch gesagt haben. Wird bei Lenas Krankengeschichte noch ein Unterschied gemacht zwischen dem, was Lena gesagt hat oder gesagt haben soll, und dem, was den Tatsachen entspricht? Nicht dass es jetzt noch eine Rolle spielt, aber dieser offensichtliche Stille-Post-Effekt lässt bei mir eher noch mehr Zweifel an der Richtigkeit von Diagnosen aufkommen.

2012 | Lena ist zurück

Als ich Lena ihren geliebten Kater Raymond wiederbringe, bin ich überrascht. Ihre Wohnung ist aufgeräumt und wohnlich – ich finde nur noch eine normal belebte Unordnung vor. Lena selbst ist gefasst und gut gelaunt. »Am nächsten Freitag habe ich den ersten Termin mit der Soziotherapeutin«, erzählt sie mir. »Wir wollen uns mal miteinander unterhalten.«

»Hat sie dich angerufen?«, frage ich.

»Nein, nein, ich habe sie angerufen. Ich denke, dass es doch ganz gut ist, wenn ich jemanden habe, mit dem ich viele Sachen besprechen kann. Und sie war ja wirklich sehr nett.«

Ich kann es nicht glauben. Über zehn Jahre haben Lenas Arzt, ihre Betreuerin und ich uns bemüht, Lena dazu zu bringen, dass sie diese Hilfe annimmt, also einen Menschen, der in die Wohnung kommt, mit dem Lena ihre Probleme besprechen kann, der sie zum Aufräumen ermuntert oder ihr Tipps und Hilfestellungen gibt. Und plötzlich ruft Lena von selbst dort an! Welches Wunder ist geschehen? Es muss ein großes Glück gewesen sein, dass Lena im letzten

Krankenhaus ernst genommen wurde und auf verständnisvolle Ärzte traf. Sie konnte mit ihnen nach Absprache mit ihrem langjährigen Psychiater ein neues Medikament wählen, das weniger Nebenwirkungen hat. Sie hat die Empfehlung, sich Hilfe zu suchen, akzeptieren können. Ich bin diesen engagierten Ärzten wirklich dankbar.

Auch in ihrem persönlichen Umfeld konnte sie »Ordnung« herstellen. Sie hat ein Gespräch mit ihrer Betreuerin gesucht, sich entschuldigt und ihre Verhaltensweisen erklärt. Es wäre nicht nötig gewesen, aber es war Lena wichtig, ihre Beziehungen zu ordnen. Sie wollte wieder Kontrolle über ihr eigenes Leben haben. Sie hat sich auch bei ihren Nachbarn entschuldigt, die wieder lächeln, wenn ich ihnen begegne. Sie würde doch hoffentlich nicht denken, dass ihr jemand etwas nachtrage, sagt ein älterer Herr im Fahrstuhl zu mir. So etwas könne allen Menschen passieren. Auch seine Frau müsse Tabletten nehmen. Lena ist zurück. Sie kann wieder Beziehungen gestalten und hat den Mut, sich ihren schwierigen Verhaltensweisen zu stellen. Und sie berichtet stolz, dass ihr Arzt und die Betreuerin der Meinung seien, dass die Betreuung nun auch wieder aufgehoben werden könne. Das sei jetzt nicht mehr nötig.

Dennoch hat die lange Krankheitsphase ihre Spuren bei Lena hinterlassen. Nach der Klinik ist sie eine Weile traurig und resignativ. Sie denkt viel über ihre Zukunft nach. »Was mache ich nur mit diesem angebrochenen Leben, Mami?«, fragt sie mich traurig. »Alle meine Freundinnen haben studiert und teils auch schon Kinder. Und was habe ich? Gar nichts. Ich kann nichts, mich wird auch nie jemand einstellen, wie soll ich denn die lange Krankheit erklären?« Ihr kommen die Tränen. »Weißt du, es ist schon schlimm, wenn man eine Krankheit hat, bei der man sich auf seine Wahrnehmung nicht verlassen kann. Woher weiß ich, dass das, was ich jetzt wahrnehme, auch real ist? Und woher weiß ich, ob meine Freude über etwas nicht schon der Beginn einer Manie ist? Du hast doch auch gelesen, dass dieser Arzt in seinem Bericht geschrieben hat, dass ich an akustischen Halluzinationen leide, weil ich erzählt habe, dass die Nachbarn an die Wand geklopft hatten. Spinne ich oder spinnt der? Hat das nun gestimmt oder nicht? Ich habe es doch gehört, aber vielleicht stimmte es auch gar nicht. Aber du weißt doch, dass die Nachbarn wirklich an die Wand geklopft haben, oder?«

Ja, ich weiß das, ich war dabei. Und wie sie geklopft haben. Aber so muss ein Psychiater vielleicht denken, wenn er einer verwirrten Patientin gegenübersitzt. Nachbarn von psychisch Kranken, die an Wände klopfen, können nur akustische Halluzinationen sein. Dabei hatten die Nachbarn allen Grund, an die Wand zu klopfen, bei dem Lärm, den Lena veranstaltete. Ich merke, wie schwer es für einen Menschen ist, der einmal das Etikett »psychische Krankheit« trägt, wieder glaubwürdig zu werden. Aber meine Versuche, sie zu trösten und sie um Geduld und weniger Strenge gegenüber sich selbst zu bitten, sind unnötig. Lena ist inzwischen trotz ihrer depressiven Stimmung lösungsorientiert. Sie geht zu ihrem Arzt, schildert ihr Problem, und er verschreibt ihr für eine Weile ein zusätzliches Medikament.

Ihre Soziotherapeutin ist nicht nur nett und kompetent, sondern sie berichtet mir begeistert, wie viel Spaß die Arbeit mit Lena mache. Das erzählt sie mir nicht hinter Lenas Rücken, sondern wir treffen uns in Lenas Wohnung zu einem Espresso. Und ich glaube ihr. Es macht mich glücklich, dass

Lena wieder in der Lage ist, Menschen zu gewinnen und ihr liebenswürdiges Wesen zu zeigen. Außerdem ist sie jetzt fest entschlossen, etwas gegen ihre Krankheit zu tun. Nie wieder, sagt sie mir, will sie monatelang allein in ihrer Wohnung sitzen und auf den Fernseher starren. Das wäre furchtbar.

Nach einigen Wochen überrascht sie mich damit, dass sie am nächsten Tag einen Probearbeitstag in einem Café hat. Frau F., die sympathische Soziotherapeutin, hat gemeint, dass Lena wieder anfangen solle zu arbeiten, und das wird sie nun tun. Ich freue mich, bin aber auch beunruhigt. Lena mit ihrem ausgeprägten Mangel an Feinmotorik, wie sie es selbst bezeichnet, im Café? Ist das nicht viel zu anstrengend? Die Hektik dort? Und spätabends arbeiten? Aber Lena ist nicht davon abzuhalten, und nach ihrem ersten Tag im Service kommt sie begeistert zurück. Es mache ihr großen Spaß, je mehr dort zu tun sei, umso besser. Und sie hätten jetzt auch einen großartigen Wein aus Südfrankreich, ob ich nicht einmal mit einer Freundin vorbeikommen wolle?

Es beginnt eine schöne Zeit für mich mit Lena. Ich bin gelassener geworden, kann mit ihr in der Wohnung sitzen und Kaffee trinken und die Augen verschließen vor allem, was außerhalb des Umkreises von Sessel, Sofa und Tischchen aufgetürmt ist. Ich erlebe, dass sie mich zu einem Frühstück einlädt, von dem ich bezaubert bin. Auf dem Balkon hat sie einen Tisch mit Blümchen und Kerzen gedeckt. Es gibt Mozzarella mit Tomaten und Basilikum und eine große Platte mit liebevoll zubereiteten Häppchen. Ich freue mich, sie freut sich, dass ich mich freue, und später fahre ich zurück in meine Wohnung und denke, dass es Lena langsam wirklich bessergeht. Es war ein schönes Frühstück, und ich hoffe, dass sie mich wieder einladen wird.

Café Sonnenblume

Drei Monate nach Lenas Krankenhausaufenthalt sitze ich im kleinen gemütlichen Café Sonnenblume und möchte etwas Schönes essen, ein Glas Wein trinken und in Ruhe ein Buch lesen. Eine hübsche junge Kellnerin mit lockigen dunklen Haaren kommt strahlend auf mich zu. »Heute schmeckt das Lammfilet besonders gut, und dazu solltest du diesen leichten französischen Weißwein trinken. Das ist bestimmt etwas für dich!« Ich umarme und küsse Lena. Sie sieht glücklich aus in ihrer langen Servierschürze und dem T-Shirt, auf dem eine gelbe Sonnenblume prangt. Lena arbeitet seit zwei Monaten im Café Sonnenblume, und wer diese junge Frau sieht, die hocherhobenen Hauptes durch das Lokal navigiert und für jeden Gast ein Lächeln und nette Worte hat, wird sich nicht vorstellen können, dass dieselbe junge Frau sich noch wenige Monate zuvor finster und in sich gekehrt in ihrer Wohnung vergrub. Lena ist gewandt und schnell, stellt Gerichte und Gläser umsichtig auf den Tischen ab, lacht mit den Gästen und weigert sich, sich kurz neben mich zu setzen. »Aber Mami, das geht doch wohl nicht. Als Kellnerin kann ich mich doch nicht an den Tisch der Gäste setzen!« Professionell und pflichtbewusst ist sie also auch. Das Café Sonnenblume ist ein gemeinnütziger Verein, in dem Menschen mit Psychiatrieerfahrung arbeiten können, bis sie sich wieder stabil genug für den regulären Arbeitsmarkt fühlen. Ihre Arbeit macht ihr nicht nur Spaß, sondern sie lernt auch, sich mit Menschen, die eine ähnliche Krankheitserfahrung haben, auseinanderzusetzen. Eine Zeitlang ist Heidi ein Dauerthema bei uns. Heidi mischt sich in alles ein, Heidi kassiert bei Gästen, die zu Lenas Bereich gehören. Heidi hält sich an keine Abmachungen und hört nicht zu. »Ich habe ihr schon mehrfach erklärt, warum das nicht geht, aber sie redet ständig weiter und hört überhaupt nicht zu. Sie ist dauernd schlecht gelaunt und läuft mit einem langen Gesicht herum. Und sie fängt immer wieder mit dem Gleichen an, egal was man ihr sagt. Der Koch hat es auch schon versucht, aber sie hört nicht zu ...« Und dann merkt Lena plötzlich, welches Verhalten sie beschreibt. »Jetzt verstehe ich plötzlich, wie es dir manchmal mit mir gegangen sein muss. Das war bestimmt oft nicht schön für dich.« Sie guckt nachdenklich und ein bisschen verlegen. Nein, das war nicht immer schön für mich, aber was macht das jetzt noch, wenn ich Lena glücklich ihr Lammfilet durch das Café tragen sehe, und die Gäste sie anlachen?

Nach einigen Monaten im Café meldet sich Lenas Unternehmungslust zurück. »Ich habe mich wieder bei meinem alten Arbeitgeber beworben, Mami, wie findest du das? Sie haben sich gefreut, mich wiederzusehen. Nächste Woche muss ich zu einem Test, die suchen wieder Mitarbeiterinnen.« Mein Adrenalinspiegel steigt. Wenn sie durch die Prüfung fällt, erleidet sie vielleicht einen Rückfall. Ich versuche sie davon abzubringen, aber sie besteht darauf, es sei schließlich ihre Entscheidung. Am Tag X sitze ich angespannt zu Hause und warte darauf, wieder einmal eine schluchzende Lena trösten zu müssen, die mir berichtet, dass sie es nicht geschafft hat. Um vier Uhr klingelt das Telefon. »Alles klar, Mama.« Im Hintergrund U-Bahn-Geräusche und Gelächter. »Was ist denn jetzt? Geht es dir gut«, frage ich ängstlich. »Aber klar, das ist prima gelaufen, am Montag kann ich anfangen.« Ich atme tief durch. »Ich wollte dir nur schnell Bescheid sagen, weil du dir doch immer so viel Sorgen machst meinetwegen. Das brauchst du nicht. Mir geht es prima, wir gehen jetzt noch alle zusammen etwas trinken.« So ändern sich die Rollen. Lena beruhigt *mich*.

Letztlich sagt sie der Firma wieder ab, und ich bin darüber nicht traurig. Dieser Job war auf die Dauer nicht das Richtige für sie, und Lena wird in dieser Einschätzung auch von ihren Freundinnen bestärkt. In den nächsten Wochen bewirbt sich Lena in mehreren Cafés, weil sie mehr Geld verdienen will. Ich glaube, dass sie ausprobieren möchte, ob sie ohne das Sicherungsnetz selbst einen Arbeitsplatz finden kann. Sie muss mehrere Probetage arbeiten und bekommt von allen drei Restaurants eine Zusage. »Die Kollegen haben gesagt, sie freuen sich auf mich, ich sei so eine nette Kollegin, obwohl ich immer noch keine drei Teller auf den Armen tragen kann.« Es ist eine Bestätigung für sie, und das tut ihr gut. Wieder eine Woche später sagt sie die Angebote ab, sie hätte gemerkt, dass es doch zu viel Stress für sie gewesen wäre. Sie habe sich überlegt, dass sie jetzt erst mal den Teilzeitjob im Café Sonnenblume weitermacht, das wäre dann auch besser mit der Schule zu vereinbaren, in der sie ab nächstem Jahr ihr Abitur nachholen wolle. Ich freue mich, dass Lena jetzt selbst auf sich achten kann. Und außerdem, fügt sie strahlend hinzu, will ich jetzt auch etwas für mein Äußeres tun, wieder etwas Sport machen und mich wieder besser anziehen. Und mit ihrer Freundin will sie auch mal wieder auf Konzerte und Partys gehen. Wie fändest du es, wenn ich mich ab jetzt nur noch schwarz anziehe? Mit Perlenohrringen? Und dann will ich mich auch endlich mal wieder verlieben. Wie findest du eigentlich den Namen Harry?

Psychisch Kranke sind Experten
aus Erfahrung – wir Angehörige aber auch!

Heute herrscht weitgehend Einigkeit darüber, dass nicht nur Psychiater und Therapeuten, sondern auch die Patienten selbst Experten sind, Experten aus Erfahrung. Ich halte es für eine gute Entwicklung, dass die Erfahrungen und das Wissen von psychisch Kranken ernst genommen werden. Aber ich habe noch nie gelesen oder gehört, dass auch wir Angehörige als Experten aus Erfahrung bezeichnet werden. Wir sind es aber! Keiner weiß besser als Angehörige, die jahrelang loyal zu ihrem erkrankten Familienmitglied stehen, wie man beruhigt, überzeugt, vermittelt oder auch einfach dazu beiträgt, dass die alltäglichen Ängste und Aufregungen der Kranken gemildert werden. Sicher hat nicht jede(r) von uns die richtige Strategie, aber wer hat das schon? Zu wirklichem Expertentum, bei psychisch Kranken und bei Angehörigen, gehören natürlich nicht nur persönliche Betroffenheit und Erfahrung, sondern auch Wissen. Alle Seiten sollten sich davor hüten, ihre subjektiven Erfahrungen auf alle anderen Menschen und Situationen übertragen zu wollen. Aber unsere Erfahrungen und die von uns entwickelten Strategien im Umgang mit unseren Kindern oder Partnern sollten in therapeutische Überlegungen und die wissenschaftliche Diskussion ebenso einbezogen werden wie die Erfahrungen und Meinungen der Betroffenen.

Wir können Kinder, die an Schizophrenie leiden, nicht permanent beschützen. Es ist sehr schwer auszuhalten, wenn sie Pläne machen, die wir für unrealistisch halten und von denen wir glauben, dass sie einen Rückfall auslösen könnten. Aber wir müssen es aushalten. Es hat lange gedauert, aber ich habe verstanden, dass es nicht um meine Ängste geht, sondern um das Leben eines Menschen, der in seinen Möglichkeiten ohnehin schon eingeschränkt ist. Ich wünsche mir für Lena, dass sie Pläne macht, dass sie Ziele hat, dass sie sich auf etwas freut. Es kann sein, dass ein schulischer oder beruflicher Misserfolg wieder zu einem Rückfall führt. Aber soll sie deswegen weder Beruf noch Schule wagen? Auch eine Reise, die sie sich so sehr wünscht, kann schlecht enden. Ebenso gut kann es passieren, dass eine Liebesenttäuschung Lena wieder in eine Psychose führt. Soll ich ihr deshalb wünschen, dass sie sich nicht verliebt?

Es ist eine lange und harte Schule, durch die wir Angehörige gehen müssen, bis wir mit den Stimmungsschwankungen, dem unerklärlichen Verhalten, der Wut und Aggression oder auch Depression unserer kranken Kinder umgehen können. Bei mir führte der Weg über Schock, Verzweiflung, Resignation und Wut bis zur Gelassenheit. Eine »Qualifizierung« zur »guten« Angehörigen habe ich nie erhalten. Vielleicht kann man diese emotionale Entwicklung durch die Vermittlung von Wissen nicht ganz vorwegnehmen, aber es würde den Weg erleichtern und viele unproduktive Umwege unnötig machen.

Mami, ich hasse dich nicht!

Auf meine Frage während eines Vortrags rät mir eine tiefenpsychologisch orientierte Therapeutin, darüber nachzudenken, was denn an unserer Mutter-Tochter-Beziehung für Lena quälend sein könne. Der Hintergrund war ein wütender Vorwurf Lenas, ich hätte sie ja nur auf die Welt gebracht, um sie 32 Jahre lang quälen zu können.

Laut Therapeutin gibt es immer einen wahren Kern in solchen Aussagen. Die wütenden Äußerungen von Patienten in psychotischen oder manischen Phasen seien oft die einzige Möglichkeit, bestimmte Konflikte anzusprechen, weil es innerhalb der gewohnten Kommunikation der Familie nicht möglich sei, dies zu tun. Das glaube ich sofort. Vor allem bei mir kann das zutreffen, denn ich vermeide Konflikte, wo immer es geht. Weiter erklärt die Therapeutin, dass ich vor jedem Ausbruch von Lena etwas getan oder gesagt haben muss, dass sie verletzt oder aufgeregt hat. Ich bin gerne bereit, auch darüber nachzudenken. Nun ist mein Umgang mit Lena ohnehin schon von permanenter Vorsicht und Aufmerksamkeit geprägt. »Du wirbst ja die ganze Zeit um Lena«, sagt mir eine Freundin nach einem gemeinsamen Restaurantbesuch. »Sie zieht nur eine Augenbraue hoch, und sofort wuselst du um sie herum, ob auch alles in Ordnung sei und ob du noch irgendetwas tun könntest, um jede Irritation von ihr fernzuhalten. Das muss doch nicht sein.« Ich bin überrascht. Ich hatte immer gedacht, dass ich zu wenig tue, aber möglicherweise tue ich zu viel. Es kommt vermutlich auf die Perspektive an. Eins stimmt sicher, ich hatte in Lenas Anwesenheit immer das Gefühl, auf rohen Eiern balancieren zu müssen. Wenn die Therapeutin weiß, dass jedem Ausbruch eine Kränkung vorausgegangen sein muss, heißt das nun, dass ich jedes Wort noch genauer abwägen muss? Mich sofort zurücknehmen, wenn ich einen leichten Missmut in Lenas Mimik erkenne? Oder muss ich vielmehr lernen, diese Ausbrüche nicht an mich herankommen zu lassen? Und wenn ja, kann mir jemand sagen, wie man das macht? »Sie müssen sich zur Aufarbeitung der in der Kindheit erlittenen Traumata zur Verfügung stellen«, sagt dieselbe Therapeutin noch. Ich muss mich zur Verfügung stellen? Vielleicht hätte sie auch sagen können, dass es für Lena und mich hilfreich wäre, wenn wir uns die Zeit nähmen, über Erlebnisse aus der Vergangenheit zu sprechen, die Lena heute noch belasten. Aus ihrer Formulierung spricht meiner Ansicht nach eine bestimmte Haltung uns Angehörigen gegenüber. Die Kinder sind unsere Opfer, und wir haben die Pflicht, etwas wiedergutzumachen. Niemand muss mich davon überzeugen, dass ich vieles falsch gemacht habe. Aber es ist wenig einfühlsam, wenn nicht gar grausam, uns Angehörige auf diese Weise – wieder einmal – als die Verursacher der Schizophrenie unserer Kinder hinzustellen.

Trotzdem versuche ich artig, die Hinweise der Therapeutin umzusetzen. Ich will doch alles richtig machen. Also stelle ich mich für eine offene und konstruktive Auseinandersetzung zur Verfügung. Wieder einmal beim Spaghettiessen beginnen Lena und ich, offen über Verhaltensweisen zu sprechen, die wir aneinander schwierig finden. Lena erklärt mir sachlich und ohne Vorwürfe, was ihr früher und heute an meinen Verhaltensweisen missfällt. Auch ich kann ihr sagen, was ich belastend finde. Nicht zu allem haben wir die gleiche Meinung, aber das Gespräch tut uns gut.

Und weil das Gespräch bis hierher so friedlich abläuft, fasse ich mir ein Herz und stelle eine Frage, die mich schon lange quält. »Lena«, frage ich, »manchmal habe ich das Gefühl, dass du mich wirklich hasst! Stimmt das?« Lenas Gabel mit einem großen Bündel Spaghetti Aglio Olio bleibt auf dem Weg zum Mund in der Luft stehen. Sie guckt mich verblüfft an und legt ihre Spaghettigabel energisch wieder auf ihren Teller. Dann steht sie auf, legt ihre Hand auf mei-

nen Arm, gibt mir einen Kuss und sagt freundlich, aber bestimmt: »Also Mami, jetzt sag ich dir mal was. Ich hasse dich
nicht, o.k.? Willst du noch einen Wein?«

Nachbemerkung

Was ich in diesem Buch beschreibe, ist ausschließlich meine Sichtweise. Meine Tochter wird vieles anders erlebt haben, ebenso wie die behandelnden Ärzte und anderen Fachleute. Ich bin keine Expertin für psychische Erkrankungen, sondern ich schreibe über *mein* Leben mit meiner Tochter und deren Erkrankung. Nicht zuletzt, um zu zeigen, wie meine Tochter, trotz aller Schwierigkeiten und Rückfälle, sich immer wieder erfolgreich zurück ins Leben gekämpft hat.

Es war eine gute Erfahrung für mich, mein Leben der letzten sechzehn Jahre aufzuschreiben. In manchen Phasen kam die Traurigkeit wieder hoch, die mich in schwierigen Zeiten fast verzweifeln ließ. Und dann wieder konnte ich mich auch an die schönen Zeiten erinnern, die wir miteinander hatten, und daran, wie viel meine Tochter erreicht hat. Trotz der Einschränkungen in ihren Krankheitsphasen ist sie ein kluger, liebenswürdiger und kreativer Mensch geblieben.

Ich habe erlebt, dass man lernen kann, mit der psychischen Krankheit eines Menschen, den man liebt, angemessen und gelassen umzugehen. Und ich konnte sehen, wie wichtig es ist, den Erkrankten, auch wenn er sich häufig dagegen wehrt, fürsorglich und liebevoll zu begleiten. Aber ich musste auch lernen, dass ich mich nicht selbst aufgeben darf, sondern dass es für mich und meine Tochter gut ist, wenn ich auch an mein Leben denke und eigenen Interessen nachgehe.

Überrascht hat mich die Einschätzung mancher Betroffener, Angehöriger und Freunde, dass ich ein solches Buch nicht schreiben dürfe, weil das für meine Tochter und mich beschämend sein könnte. Doch psychische Krankheiten sind Krankheiten wie andere auch, und niemand sollte Angst davor haben müssen, darüber zu sprechen. Im Gegenteil, es ist meine feste Überzeugung, dass die Kranken und ihre Angehörigen weniger unter diesen Krankheiten leiden würden, wenn offener darüber gesprochen werden könnte, ohne dass eine Abwertung zu erwarten ist. Dazu gehört auch, dass man mehr über die Krankheiten und ihre Folgen weiß.

Alle Namen (und teilweise auch das Geschlecht) der handelnden Personen wurden geändert, mit Ausnahme der Autorin. Die verwendeten Anfangsbuchstaben entsprechen nicht denen der realen Namen.

Ich habe das Buch für Lena geschrieben. Sie ist für mich ein Vorbild dafür, wie jemand mit einer bösartigen Krankheit umgehen kann. Sie ist eine Kämpferin. Von Anfang an hat sie sich gegen die Krankheit, die Zumutungen des Versorgungssystems und oft auch gegen mich gewehrt. Sie wollte sich niemals damit abfinden, krank und schwach zu sein, sie hat sich nie bemitleidet, sondern immer wieder versucht, aus jeder Krise herauszukommen. Und es ist ihr gelungen. Ich wünsche ihr noch viel Erfolg und Glück im Leben.

Dank

Ich möchte Lenas Arzt, den Ärztinnen im Krankenhaus, ihrer Betreuerin und ihrer Soziotherapeutin dafür danken, dass sie meine Tochter so engagiert begleitet haben.

Es hat mich gerührt, dass Lenas Freundinnen aus Kindergartenzeiten sie in schwierigen Zeiten nicht alleingelassen haben.

Auch meinen Freundinnen, die Lena und mich unterstützt haben, bin ich unendlich dankbar.

Ebenfalls eine große Hilfe waren andere Angehörige aus dem Verband von Angehörigen psychisch Kranker, die mich verstanden und mir manchen guten Rat gaben.

Mein ausdrücklicher Dank gilt auch meiner Lektorin, die mit Verständnis für das Thema, Freundlichkeit und viel Geduld die Fertigstellung des Buches vorangetrieben hat.

Meine Kinder und Enkelkinder haben mich immer unterstützt, auch in den Zeiten, in denen ich weniger für sie da sein konnte. Es ist ein großes Glück, dass es sie gibt.

Nützliche Adressen

Angehörige psychisch Kranker – Landesverband Berlin e. V.
www.apk-berlin.de
BApK – Bundesverband der Angehörigen psychisch
Kranker e. V. www.bapk.de
Bipolaris – Manie & Depression Selbsthilfevereinigung
Berlin-Brandenburg www.bipolaris.de
Borderline-Netzwerk e. V. www.borderline-netzwerk.info
DGBS – Bipolare Störung www.dgbs.de
EUFAMI – European Federation of Associations of Families
of People with Mental Illness www.eufami.org
Kinder psychisch kranker Eltern www.bag-kipe.de
Kompetenznetz Depression
www.kompetenznetz-depression.de
Kompetenznetz Schizophrenie
www.kompetenznetz-schizophrenie.de
Netzwerk Stimmenhören www.stimmenhoeren.de
Psychiatrienetz www.psychiatrie.de
SeeleFon www.psychiatrie.de/bapk/seelefon/
Verein f. seelische Gesundheit www.psychiatrie-in-berlin.de

Zum Weiterlesen

BApK (Hg.), Mit psychisch Kranken leben. Rat und Hilfe für Angehörige, Bonn, 2008

Behrmann, Andy, Electroboy. Ein manisches Leben, Köln, 2003

Bock, Thomas, Eigensinn und Psychose, »Noncompliance« als Chance, Neumünster, 2006

Boyles, T.C., Riven Rock, München, 2000

Burke, Ross David, Wenn die Musik verstummt. Ein autobiographischer Roman, München, 1994

Burton, Neel, Der Sinn des Wahnsinns. Psychische Störungen verstehen, Heidelberg, 2011

Carlany, Johanna, Keiner schlafe, München, 1994

Dörner, Klaus; Egetmeyer, Albrecht; Koenning, Konstanze, Freispruch der Familie, Köln, 2001

Finzen, Asmus, Schizophrenie: Die Krankheit verstehen, behandeln und bewältigen, Köln, 2011

Green, Hannah, Ich habe dir nie einen Rosengarten versprochen. Die Geschichte einer Heilung, Hamburg, 2000

Greenberg, Michael, Der Tag, an dem meine Tochter verrückt wurde. Eine wahre Geschichte, München, 2011

Häfner, Heinz, Das Rätsel Schizophrenie. Eine Krankheit wird entschlüsselt, München, 2005

Holtzmann, Bunt ist meine Lieblingsfarbe. Manisch-depressive Erkrankung als Grenzerfahrung, Frankfurt am Main, 1994

Hustvedt, Siri, Die zitternde Frau: Eine Geschichte meiner Nerven, Hamburg, 2012

Jamison, Kay Redfield, Meine ruhelose Seele. Die Geschichte einer manischen Depression, München, 1999

Kaysen, Susanna, Seelensprung: Ein Leben in zwei Welten, München, 2011

Kuiper, Piet C., Seelenfinsternis: Die Depression eines Psychiaters, Frankfurt am Main, 2000

Lauveng, Arnhild, Morgen bin ich ein Löwe: Wie ich die Schizophrenie besiegte. München, 2010

Lütz, Manfred, Irre! Wir behandeln die Falschen. Unser Problem sind die Normalen, Gütersloh 2009

Lyden, Jacki, Tochter der Königin von Saba. Aus dem Schattenreich meiner Mutter, Berlin, 1999

Mertz, Ingrid, Ich, das Krisenzentrum. Eine Angehörige berichtet, Neumünster, 2007

Porter, Roy, Wahnsinn. Eine kleine Kulturgeschichte, Frankfurt am Main, 2007

Reynolds, Donna, Der bipolare Spagat: Manisch-depressive Menschen verstehen, Stuttgart, 2012

Schlösser, Sebastian, »Lieber Matz, Dein Papa hat 'ne Meise«. Ein Vater schreibt Briefe über seine Zeit in der Psychiatrie, Berlin, 2012

Wolff, Carola, Mein erster Selbstmord, BoD, 2012

Weiterführende Literatur
in englischer Sprache

Amador, Xavier, I am Not Sick, I Don't Need Help! How to Help Someone with Mental Illness Accept Treatment, New York, 2007

Bentall, Richard P., Doctoring the Mind. Why Psychiatric Treatments Fail, London, 2009

Costello, Victoria, Lethal Inheritance: A Mother Uncovers The Science behind Three Generations of Mental Illness, New York, 2012

Craig, Eleanor, The Moon is Broken. A Mother's True Story, New York, 1992

Davenport, Randi, The Boy Who Loved Tornadoes: A Mother's Story, New York, 2010

Earley, Pete, Crazy, A Father's Search Through America's Mental Health Madness, New York, 2006

Freedman, Robert, The Madness Within Us, Schizophrenia as a Neuronal Process, Oxford, 2010

Gallagher, Gina; Konjoian, Patricia, Shut Up About Your Perfect Child. A Survival Guide for Ordinary Parents of Special Children, Three Rivers Press, New York, 2010

Geekie, Jim, Experiencing Psychosis, London, 2011

Geekie, Jim, Making Sense of Madness, London and New York, 2009

Gillett, Louise, Surviving Schizophrenia. A Memoir, Dorset, Kindle edition, 2012

Hawkes, Eryn Lynne, When Quietness Came. A Neuroscientist's Personal Journey With Schizophrenia, Bridgeross Communications, Dundas, 2012

Hine, Robert V., Broken Glass. A Family's Journey Through
Mental Illness, Albuquerque, 2006

Inman, Susan, After Her Brain Broke. Helping My Daughter
Recover Her Sanity, Bridgeross Communications,
2010

Jamison, Kay Redfiled, Touched with Fire. Manic-Depres-
sive Illness and the Artistic Temperament, New
York 1993

Karp, David A., Speaking of Sadness. Depression, Discon-
nection and the Meanings of Illness, Oxford 1996

Karp, David A., The Burden of Sympathy. How Families
Cope with Mental Illness, Oxford, 2002

Lachenmeyer, Nathaniel, The Outsider. A Journey into My
Father's Struggle with Madness, New York, 1969

Love, Janet, C. Psychosis in the Family. The Journey of a
Psychotherapist and Mother, London, 2009

Morris, Ross, Don't Wait For Me. How A Mother Lost her
Son to Bipolar Disorder and Drug Abuse, Edin-
burgh, 2008

Pegler, Jason, A Can of Madness, Essex, 2003

Ross, Marvin, Schizophrenia. Medicine's Mystery, Society's
Shame, Bridgeross Communications, Dundas,
2008

Saks, Elyn R., The Center Cannot Hold: My Journey
Through Madness, New York, 2008

Slater, Lauren, Prozac Diary, Random House, London, 2008

Slater, Lauren: A Metaphorical Memoir, London, 2001

Springman-Ribak, Rafael, Dialogues with Schizophrenia.
The Art of Psychotherapy, Tucson, 2011

Thompson, Tracy, The Ghost in the House. Mothers, Children and Depression, London, 2006

Wurtzel, Elizabeth, Prozac Nation. Young & Depressed in
America, London, 1995

www.charlierose.com: TV-Sendung über Schizophrenie,
Depression, Autismus, Anosognosie, PTSD und
andere Erkrankungen

Gerald Hüther
Was wir sind und
was wir sein könnten
Ein neurobiologischer Mutmacher
192 Seiten. Gebunden

Begeisterung ist Dünger fürs Gehirn. Doch immer mehr
scheint uns als Individuen wie als Gesellschaft die Begeisterung abhanden zu kommen, weil sie in unserer Kultur gar
nicht gefragt ist. Kein Wunder, dass ›Burn-Out‹, Depressionen und Demenz die Krankheiten unserer Zeit sind, dass wir
uns vor Krisen nicht retten können.

Der bekannte Neurobiologe und erfolgreiche Autor Gerald
Hüther plädiert für ein radikales Umdenken: Er fordert den
Wechsel von einer Gesellschaft der Ressourcennutzung zu
einer Gesellschaft der Potentialentfaltung und Weiterent-
wicklung, mit mehr Raum und Zeit für das Wesentliche. In
seiner großartigen, ganz konkreten Darstellung zeigt er aus
neurobiologischer Sicht, wie es uns gelingen kann, aus dem,
was wir sind, zu dem zu werden, was wir sein können.

S. Fischer

fi 1-032405 / 1

Ursula Nuber
10 Gebote für gelassene Frauen
Band 16334

Gelassen den unvermeidlichen Herausforderungen des Alltags zu begegnen und sich ohne Schuldgefühle von un-
nötigem und überflüssigem Ballast zu befreien – das ist der
beste Weg aus der latenten Unzufriedenheit. Ursula Nuber
zeigt, wie dies gelingen kann.

Fischer Taschenbuch Verlag

Voller magischer Momente für Leser

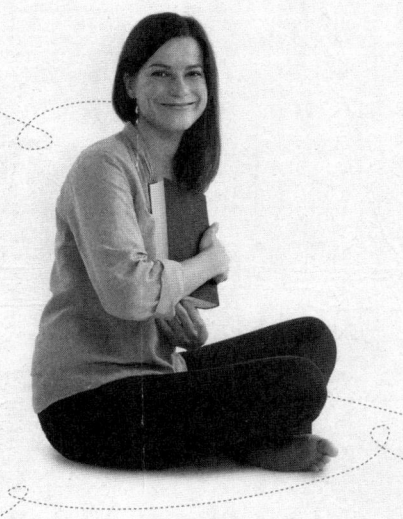

Buchbewertungen und Buchtipps von leidenschaftlichen Lesern, täglich neue Aktionen und inspirierende Gespräche mit Autoren und anderen Buchfreunden machen Lovelybooks.de zum größten Treffpunkt für Leser im Internet.

LOVELYBOOKS.de
weil wir gute Bücher lieben